医学博士
白澤卓二 監修

無病長寿の秘めた力

次はステビア草の野草力が面白い!

メディカル・ジャーナリスト
廣海輝明

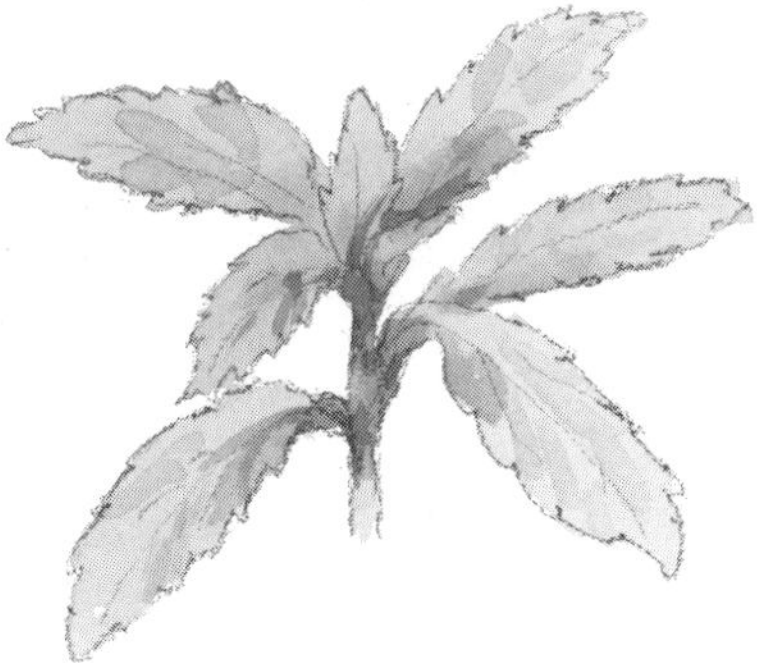

青萠堂

▶ついに見つけた驚異の天然抗酸化力・ステビア草！

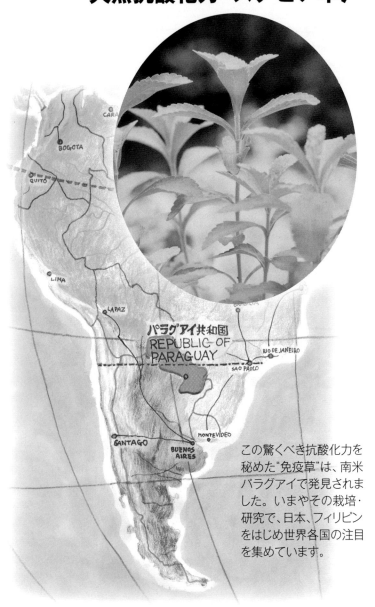

この驚くべき抗酸化力を秘めた“免疫草”は、南米パラグアイで発見されました。いまやその栽培・研究で、日本、フィリピンをはじめ世界各国の注目を集めています。

監修者の言葉

本書は「ステビア草の発酵・熟成エキス」の研究開始三十年を迎え、改めてその集大成を出版しようという運びとなり、私にお声がけをいただき監修を引き受けさせていただくこととなりました。

私は、順天堂大学大学院医学研究科で加齢制御医学講座の教授として後進を指導して参りました。平たく言えばアンチエイジング（抗加齢）と認知症予防ということになりましょう。

アンチエイジングとは、老化のプロセスを逆戻りさせるということではなく、少しでも細胞の老化のプロセスを遅らせることで、身心の健康長寿を実現し、若々しく年齢を重ねるためのソリューション（解決策）です。これからは加齢に拮抗するのではなく、加齢をコントロールして、加齢に適応することが重要と考えています。

私が所長を務める白澤抗加齢医学研究所では、細胞の加齢を制御するのに重要な三大要素である「食事」「運動」「生きがい」について研究していますが、加齢を制御する最も重要な要素は間違いなく「食事」です。ここに私がステビアについての書籍の監修を引き受けさせていただいた理由があります。

私がこの「ステビア」に注目をしてきたのには二つの理由があります。

第一に、中南米では薬草として用いられているステビア草の葉から作られる甘味料ステビアが、天然成分由来であり、身体への悪影響が見当たらないということです。

人間は甘いものが好きなのです。食べたいのです。しかし、Ⅱ型糖尿病、肥満、虫歯…等々数え切れぬほどの病気の増加と精製された白い砂糖との因果関係ははっきりし、学者も医者もそれを認めています。ならばと開発されたカロリーゼロをうたい文句にするスクラロースやアスパルテームなどの人工甘味料ですが、カロリーがないからＯＫではなく、それらが腸内細菌叢を変えて不健康にしているケースも多いのです。そんな中、唯一、推奨できるのが天然甘味料ステビアだということを私は以前から知り、注目していました。

第二は、そのステビア草を発酵・熟成させて作るエキス（甘味料ではありません）の強力な抗酸化作用です。長寿遺伝子のスイッチをオンにするには適正カロリーを保つことが重要です。同時に食材そのものの抗酸化作用により身体の「錆びつき」を防ぐことも重要な要素なのです。そこに「ステビア発酵・熟成エキス」登場の大きなプラス効果がありました。

私はアンチエイジング研究の傍ら、健康の重要ファクターは〝いい食事作り〟と考えて農作物の研究もしてきました。その過程で十年ほど前からステビア農法関係者と知り合い、ステビア草発酵・熟成エキスを原料とした農業資材を、有機肥料に混ぜ込むことで果物や野菜が劇的に美味しくなり、家畜も元気になることを知りました。

論より証拠と、まず桃、ブドウ、ナシなどのステビア果物を食しますと、昔の味を取り戻したような懐かしい美味しさと同時に、何とも言えない「上品さ」を感じました。ステビア豚肉は「獣臭さ」がなく「新鮮さ」を感じました。発酵のプロセスがあり、バランスが取れているステビア農業資材を使用することで、食材の中に抗酸化物質が豊富になることが考えられるのです。

私は自ら「白澤オーガニックファーム」を立ち上げ、農畜産物を監修するにあたっては、ステビア農業資材を絶対に使うと決めていました。すでに、ステビア農業資材を使うことで、極めて酸化しやすい「ＤＨＡ、ＥＰＡなどのオメガ３不飽和脂肪酸」を安定した形にして豊富に含む「卵」の生産に成功し、また、高級食材のメロンの生産にも成果を上げています。

農業資材としての使用だけでも、これだけの成果を上げているわけですから、ましてやステビア草発酵・熟成エキスを、人間が直接飲用をすれば、抗酸化物質をより豊富に取り入れることができるのです。

私は、今後ともステビアはもっともっと注目される存在になると確信しています。

平成二九年二月吉日

白澤抗加齢医学研究所所長・お茶の水健康長寿クリニック院長
医学博士　白澤　卓二

目　次

無病長寿の秘めた力

第1章

第２章

老化を止める中高年の〝無病〟健康力
――体の免疫をみるみる高めるステビア抗酸化力の驚き　45

第４章

中高年の生活を変えずに生活習慣病をどう好転させるか
――変えたくてもできない悪環境に必須のステビア

第５章

カバーデザイン／熊谷博人
本文デザイン／ハッシィ
口絵イラスト／ウノカマキリ
本文イラスト／山口マサル

第1章

カン違いだらけの〝老化にいい食べ物常識〟

——老化とともに中高年の病気はなぜ頻発するのか

◆老化を止める百歳食　その1◆

老化を止め、いつまでも元気で若々しく健康を約束する特別な食事法をお教えしたいと思います。この方法をやれば、一〇歳若返ります。見かけだけではありません。腸も血管も若返ります。

テレビに週刊誌に、今いわゆる健康情報が氾濫しています。ずっと追いかけていると結局どれがどれやらわからなくなります。これではかえって混乱して気が重くなってしまいます。

ここは一つそんな情報を気にせず、勝手気まま好きなものを食べ、飲みたいものを飲んで楽しみながら元気で長生きしたいものです。ところで人間にとって、依然食べ物から栄養を摂《と》ることは重要ですが、よく最近のコマーシャルで、「このサプリメントで果物一〇〇個分」などというのを目にします。こんなのウソだと思うのが当たり前ですが、科学はどんどん進歩して「ウソから出たマコト」いまどきの健康食品も随分と進歩して、事実に近い例もたくさんあります。そこを科学的に証明した事実を究明していきたいと思います。

健康な食べ方から考え直す元気で長生きの秘密

大事なのは平均寿命より健康寿命です。寿命が延びても寝たきりでは仕方がありません。ピンピンコロリで天寿を全《まっと》うするのが理想でしょう。病院のベッドの上で死ぬのではなく、元気で長生きして畳の上で、眠るがごとくあの世にいきたいではありませんか。

百歳元気の人の秘密をお教えしましょう。百歳まで元気で長生きするという人はみなまず、明るくいつも笑いがたえません。そして何より食事です。「百歳の人、百人に聞いた食事法」をご紹介したいと思います。みな不思議なことに共通しているのです。

自分のペースで腹八分目を心得ていて、好きなものを、ほどほどに。五味五食を大切にして、長生きする草食動物のように野菜エキスの摂り方がお上手です。

野菜には神秘の力があります。私たちはそれをプレ・インカ文明発祥の地パラグアイで見つけました。それがステビア草です。野草の力については後で詳述しますが、ぜひ我々もこの百歳元気人を真似して生きたいものです。

ところで最新科学が明かす老化の黒幕「ご隠居細胞」を追放しようとしているのが現代医学です。この厄介者を居座らせず、アポトーシス（細胞死）を循環よくしようとすることが大事だと思います。老化現象のモトは新陳代謝（細胞分裂による増殖）をしないガラパゴス細胞だったと言えるかもしれません。ご隠居細胞につける薬はまだありません。ですから食べ物でどんどん細胞を良い方向へ変化させていくことが肝心だと思います。

もう一つの嫌われ者、それは大人の成長ホルモンで、歳をとっても成長ホルモンが分泌続けていき、出過ぎるとSASP因子を合成してがんや動脈硬化を招きます。この問題を解決できればやっぱり老化は止まります。そしてもっとも大事な老化のカギは、体の酸化を止めることです。

酸化とは酸素が他の元素と結びついて乗っ取ることです。酸化を促進する活性酸素、この化け物退治が鍵です。体が酸化すると劣化してがんになります。免疫細胞が酸化するとウイルスや病原菌の暴れ放題になってしまいます。血流障害の原因は酸化コレステロールいわゆる悪玉LDLです。

以上のように酸化は人間にとって最も大敵と言えるかもしれません。活性酸素を封じ込めるのは抗酸化食しかない。では何がいいか。それが冒頭で言ったパラグアイのステビア草の《野草力》です。では、病気にならない体作り、老化しない体作りをご紹介しましょう。

間違いだらけの健康常識――人体は絶妙な生体バランスの上に成り立っている

健康な体は、絶妙な生体機能の上に成り立っています。その根本は「バランス」です。それは各臓器の過不足ない働き、五大栄養素の調和、そして正しい生活習慣などさまざまです。

一例を挙げてみましょう。たとえば「ペーハー・バランス」（ＰＨ）です。健康な人の体液は、ペーハー七・三五から七・四五、つまり弱アルカリ性に保たれています。ところが活性酸素にやられて酸性になると、いろいろ不具合が生じてきます。つまり〝体の酸化〟です。体内の酵素の働きを阻害したり、細胞の新陳代謝を妨《さまた》げ、これがさまざまな臓器の機能低下を招くわけです。

このペーハー・バランスを弱アルカリ性に保つためには、食のバランスを摂《と》ることが必要です。自分の好きなものだけ食べるのは最悪で、いわゆる「五大栄養素」をまんべんなく摂らなければいけません。糖質（炭水化物）、タンパク質、脂質、そしてビタミン、ミネラルです。同じものを摂りすぎても危険、不足しても危険ということです。理想的には、総エネルギーの五五％を糖質から、一五％をタンパク質から、二〇％を脂質から摂るのが望ましいと言われています。

こんな食べ方は危ない！　ビタミンも摂《と》り過ぎれば毒になる

テレビの料理番組で良くあるケース。「ニンジンを食べるときは、成分のベータ・カロチンが油性ですから、油で炒めた方が効果的ですよ」わかりやすく言うとそのとおりなのですが、実は油で覆うと胃の中で胃液による分解がしにくくなり、かえって腸での吸収を悪くしてしまいます。

またビタミンAの元になるベータ・カロチンは、「大量に摂りすぎると喫煙者の肺ガン発生率を高めたり、十二指腸がんの確率が高くなる」という研究もあるようです。

では、水溶性のビタミンC（アスコルビン酸）はどうでしょう。水洗いしただけで溶けて流れます。生野菜だけでビタミンCを摂ろうとすると、毎日大きなサラダボール五、六杯の量が必要と言います。煮たらなおさらです。また摂り過ぎると胃酸過多になったり、腎機能が低下してしまうこともあるといいます。

お年寄りの骨粗鬆症《こつそしょうしょう》にからめてか、昨今のカルシウム・ブームもちょっと問題ありだとする声もあります。「骨を強くするためには、カルシウムをサプリメントで補充せよ」というすすめに対する警告です。骨や歯はたしかにカルシウムでできています。必要不可欠です。でも「カルシウムを食べたらすぐ骨になるか」というとそう簡単にはいきません。

摂り過ぎると血液中にあふれ、血がドロドロになります。

カルシウムが不足すると神経症や躁鬱症《そううつしょう》を招く——という研究もありますし、記憶力や学習能力が低下するのは事実のようです。でもその一方で、脳細胞の中に必要以上にたまると石灰化が発生、脳神経細胞を阻害します。アルツハイマーの患者さんの脳を解剖したら実際に石灰化の傾向が見られたと言います。

摂り過ぎの害と言えば、あの牛乳もそうです。牛乳は確かに体にいい。十数種のタンパク質が入っています。でも人間の胃や腸では分解できないタンパク質も含まれています。もちろん牛は胃袋を何個も持っていてタンパク質を分解することができます。牛乳は本来、牛の子を育てるための栄養分だから当然です。そこで牛乳も、摂り過ぎると人間には分解できない種類のタンパク質が増えます。分解できないタンパク質は人間にとっては異物なので、アレルギーのもとになってしまいます。

ところで、「生野菜はたくさん摂らないといけないから、ジュースにして飲もう」——という話があります。量の問題で言えばなるほどリーズナブルですが、これにも「問題あり」の声があります。「食べ物は噛んで食べることにとても大切な意味がある」——というのです。

理由は〝消化酵素〟の働きです。消化酵素は、唾液のプチアリン、胃液のペプシンやりパーゼ、小腸のトリプシンなどがありますが、その働きを促す〝信号〟はまず唾液から発生します。

唾液の信号が「胃液よ、(食べたものが)次はキミのところへ行く。活動の準備をしてくれたまえ」と胃液に伝え、胃液は次に「キミの番だ」と腸に伝え、最後に腸が栄養分を吸収する。つまり、噛んで初めて酵素信号のリレースイッチが入るわけです。

「ジュースにして飲むというのは、老齢になって噛む能力が無くなった人や、まだ歯が生え揃わない人のためのもの」——という意見は極論としても、この消化酵素リレー論には説得力がありますね。

このように健康常識が右往左往する理由は、生活習慣病を筆頭に、現代人を襲う多くの病気に対処するための健康研究が盛んだからです。

ますます危ない、体をむしばむ新型・生活習慣病

現代病が、私たちの体をむしばんでいます。脳卒中、心筋梗塞、ガン、アトピー、糖尿病、高血圧に動脈硬化……。現代医療や西洋のクスリをもってしてもなかなか治りません。「生活習慣病」といわれているくらいで、原因は私たちの毎日の悪い生活習慣とその蓄積にあります。

前記のような間違った食生活、古くなった油脂や食品添加物の害、常習的な睡眠不足、運動不足……。そして現代生活のストレスが追い討ちをかけます。ストレスが私たちの体内に自然に備わっている免疫力を一気に低下させてしまい、その結果、今日、現代医学の解明によって万病のもとと名指しされている「悪玉活性酸素」の大暴れを許してしまうのです。

私たちの体には、細胞の一つひとつが健康ならば、ホメオスタシス（生体恒常化機能《せいたいこうじょうかきのう》）といって体の組織全体をいつも正常な状態に保とうとする機能が働いています。「自己治癒能力」がそれです。

では、食生活を改めれば現代病は防げるのか――といえば、そうもいえません。いえ、答えはノーです。というのは、いま食生活に関する間違いだらけの〝常識〟が横行しているからです。

いま人々の関心が健康に向いています。とてもいいことです。でも、個々の情報が一人歩きしてしまうのは、ちょっと危険です。たとえば赤ワインがいいといえば赤ワインブーム、ココアがいいといえばココアブーム。商店の棚から商品が消えてしまいます。

赤ワインもココアも、体にいい成分を含んでいることは間違いありません。でも体にいいからといって、そればかり食べたり飲んだりしていると、かえって体に害になります。

牛乳や卵の白身も食べすぎるとアレルギーになることがあります。ホウレン草は鉄分補給には最適ですが、生で食べすぎると逆に体内の鉄分が減少することがわかっています。

夏のウナギも、体内で吸収されるのに時間がかかりすぎ、逆に消化器官が疲れてしまうので、夏はむしろもっとあっさりしたものを摂るほうが体にいいのです。

悪玉コレステロール値を下げ、血管の詰まりを予防するともてはやされている植物油のリノール酸は、細胞膜の構成成分として人体にとっては必要不可欠なものですが、過剰に摂取すると血栓症にかかりやすく心筋梗塞になりやすい悪い一面を持っています。

そこで、健康のためには、シソの葉などに多く含まれるリノレン酸や、オリーブ油に多いオレイン酸を同時に摂取しなければなりません。オリーブ油は、抗酸化活性の強いアルファートコフェロール（ビタミンＥ）や、ポリフェノールを多く含んでいますがそのオリーブ油も、食べすぎると肥満につながります。

大豆はリン脂質たっぷりで〝生命の基礎的物質〟の一つであり、ＩＱ食品としても知られていますが、過剰に摂取すると甲状腺からヨードの排世を促進させてしまう作用があるとされています。

マグロの頭に多いエイコサペンタエン酸（ＥＰＡ）もすぐれた健康食品ですが、やはり過剰摂取すると脳出血の危険性が高くなるといいますから要注意です。

「最新の健康常識」にも落とし穴！ 20年経てゆるぎないその救いの手とは…

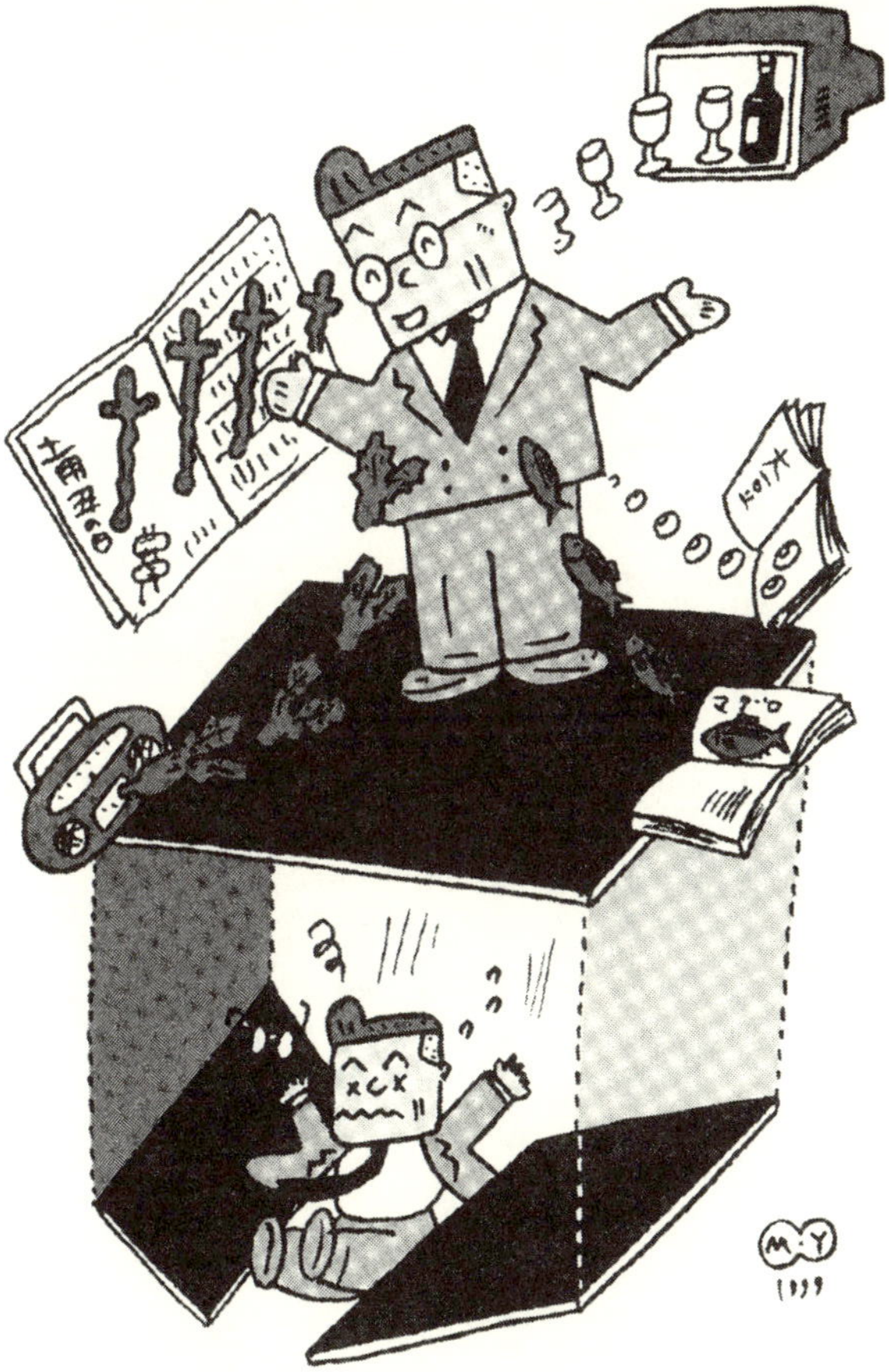

▷赤ワイン、大豆、うなぎ、ほうれん草、マグロ、こんな「体にいい食べ物」も摂りすぎると害が。かといって「一日30品目以上の食品を」というのも難しい…。そこで――

こうしたリノール酸やオレイン酸、エイコサペンタエン酸などは、いずれも不飽和脂肪《ふほうわしぼう》酸《さん》と呼ばれています。私たちの健康にとってはなくてはならないものですが、その一方で元々とても酸化されやすい成分であるため、悪玉活性酸素の攻撃を受けてすぐ過酸化脂質（毒物）になり、害になってしまいます。

そこで健康学者は、「一日三〇品目以上の食品を食べること」をすすめています。そのとおりなのですが、これは実質上ムリです。つまり、私たちの健康、老化防止と、元気で長生きのカギを握るのは、悪玉活性酸素を退治する抗酸化物質をたくさん摂取して、体内の免疫力（自然治癒能力）を高めてやること、これが一番なのです。

健康学最前線でもっとも注目される抗酸化食〝免疫草〟

このような抗酸化物質探索の試みは、すでにかなり以前から続けられてきました。しかし合成の抗酸化剤には発ガンや肝臓への影響が指摘され、安全性の上で問題があることがわかり、敬遠されています。つまり副作用の存在です。

では、天然の植物性抗酸化物質はどうでしょう？　問題の副作用はまずありません。植物は、葉緑素（クロロフィル）の力を借りて光合成を行います。吸収した炭酸ガスと水分から、多糖類などの有機化合物を合成します。

植物（私たちの食べ物でいえば野菜）は満腹感が少なく、肉を食べたときのような瞬発力も出ないために、多くの方が野菜に対してなんとなく体の潤滑油的な調整機能だけの役割をイメージしてしまいがちです。

ところがゾウやサイといった大型動物は、あの巨体を草食によって維持しています。象牙のカルシウムも、植物から摂っているのです。太陽のエネルギーをたっぷり吸い込んだ植物の力は大変なものです。動物たちはクロロフィルを摂ることによって、「腸で赤血球をつくっている」という学説もあります。肉食獣であるライオンだって、草食動物を倒したとき、まず草の詰まった腸から食べ始めるくらいです。

私たちが病気知らずの健康長寿を求めるとき、ぼう大な量の医学書や健康書を追究して得た結論が、〝活性酸素との戦い〟でした。〝無病長寿〟のために、活性酸素なるものの暴走を抑える抗酸化物質、それも副作用がなく、造血作用もあるクロロフィルを持った天然植物由来のものがいま求められている、ということです。

そして私たちは、ついに天然の抗酸化特効食〝免疫草〟に出会いました。それが「ステビア」です。実験の結果、一見なんの変哲もない草のしぼり汁に、油脂の酸化を防止する能力と、悪玉活性酸素に対する強力な抗酸化活性があることがわかったのです。

南緯二三度二七分の神秘

ステビア草（学名 Stevia rebaudiana）は、南米パラグアイ原産のキク科の植物（半灌《かん》木《ぼく》）です。丈《たけ》は七〇～八〇センチメートルまで成長し、その葉に強い甘みがあります。

ステビアの最初の密生地は、南米・パラグアイでも「南緯二三度二七分」の南回帰線上にある、高温多湿の湖沼地帯（アマンバイの森）だといわれています。

肥沃《ひよく》な土地と豊かな雨量に恵まれ、パラグアイ川をはじめとする八〇〇以上の河川、いくつもの湖沼が密集する地域です。そして不思議なことに、この南回帰線の上には、やはり体にいいキノコ類が発見されているのです。

原住民のインディオ達はこのステビアをCAA=HEE（ハニーリーフ）と呼んで、何百年も前から天然の甘味料や薬草として利用して来ました。

プレ・インカ文明の首都ティワナクをチチカカ湖畔に築いた、先住インディオたちの直系の祖先は、「東アジアから来たコーカサス系アイヌだ」という説もあります。コーカサスといえば長寿で知られる地域。パラグアイの先住民族グアラニ族もまた、湿地に自生する神秘の植物ステビアの葉や茎を用いて長寿を満喫していたのかも知れません。

一六世紀にはスペイン人がパラグアイに入植し、インディオからステビアを知り、お茶や飲み物・食べ物に甘味を付けるためにその葉を使うようになったのです。スペイン人達

「甘味料」から〝抗酸化食〟への道、ステビア草の天然の特効

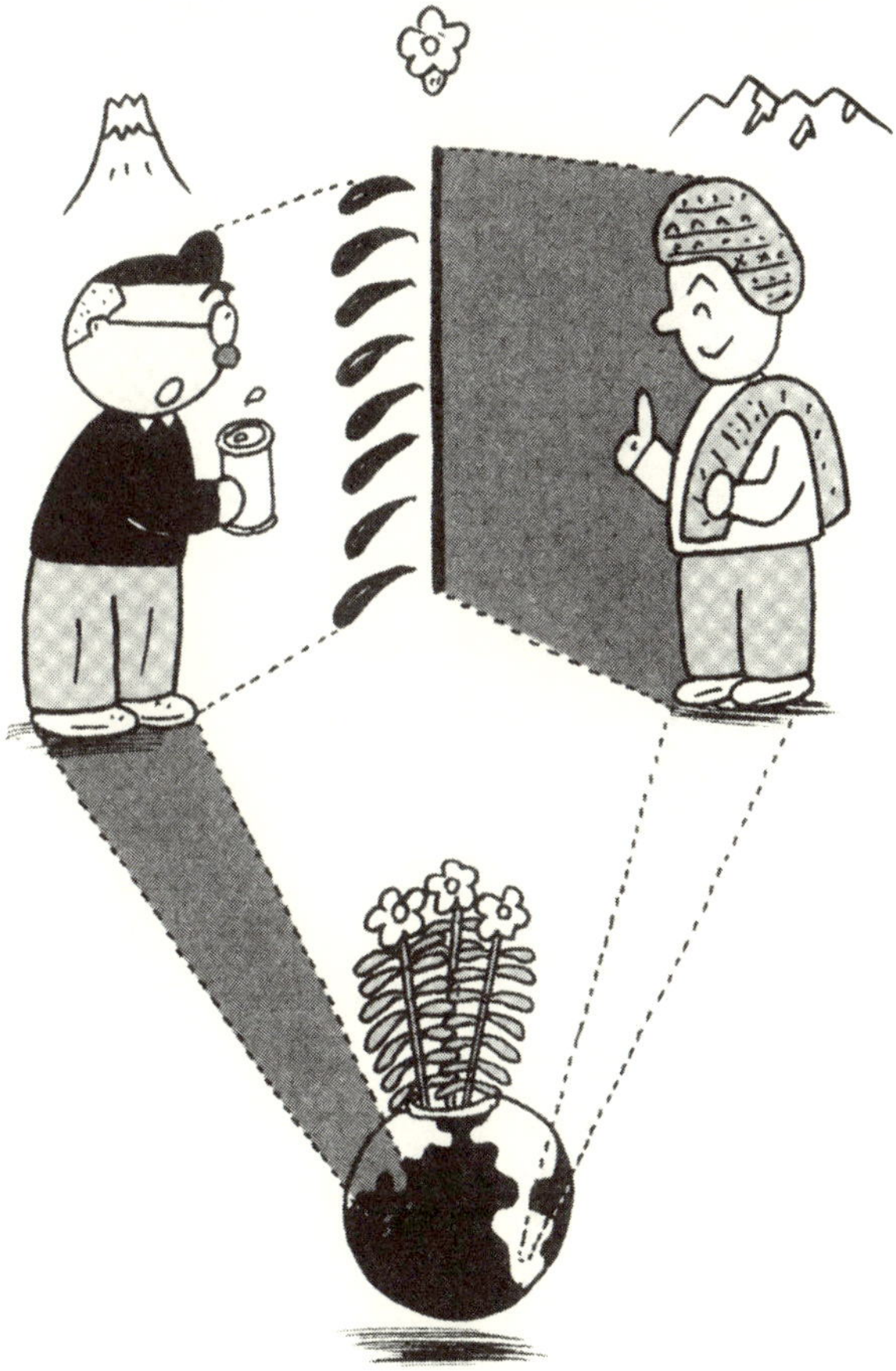

▷ステビアは砂糖に変わる低カロリー天然甘味料として、清涼飲料や様々な食品に使われています。しかし実はそれまで捨てられていた茎にこそ大変な秘密があったのです――

はステビアをYerba Dulce（スィートハーブ）と呼んだのです。

わが国へは昭和四六年に農林省がパラグアイから種子や苗木を入手したのが端緒となり、以来、成分やその作用などの研究が行われるようになりました。当時、サッカリンやチクロなどの人工甘味料の発ガン性が問題となっていて、これに代わる安全で副作用のない天然甘味料の原料となることを期待され、導入されたのです。

その後、日本の化学メーカーの努力により〝天然甘味料ステビア〟が開発されました。ステビア草の葉から抽出された成分「ステビオサイド」と「レバウシドサイドA」は、砂糖の二五〇～三〇〇倍甘く、しかもカロリーは砂糖の九〇分の一と分析されています。砂糖と同様の甘さを得るためには極めて微量のステビアで良いので、実質的にカロリーゼロを実現しているわけです。

天然甘味料「ステビア」は、清涼飲料水、菓子類、漬物類、健康食品、医薬品などに用いられ、「ノンシュガー」「シュガーレス」「ステビア入り」などの表示で各方面で使われています。

ところが甘味料原料としての葉ではなく、これまでは無用の物として捨てられていた茎にこそ素晴らしい抗酸化活性があることが、佐藤 実 東北大学農学部教授らの実験で判明したのです。前述のように、パラグアイの先住民グアラニ族の間で、プレ・インカ文明の時代から〝聖なる草〟として珍重されていた事実に着目したのがきっかけでした。

ステビア免疫草は、いきなり健康食品として登場したわけではありません。あくまでも農業用、環境改善用の〝特効剤〟として研究が始まりました。

つまり冒頭でも触れられているように、農薬や化学肥料の使いすぎによって荒廃していく土壌を甦らせ、生命力のある食物を栽培しよう――ということです。

そしてついに東北大学での実験では、その強い抗酸化活性で悪玉活性酸素を退治することが証明されたのです。

ステビアが秘めている特効成分――その1

では、ステビアのいったいどんな成分が効果をもたらしているのでしょうか？

その秘密は、ステビアが高濃度に含んでいる天然の「カリウム無機塩類《むきえんるい》」にありました。

この「カリウム無機塩類」が、ステビアの抗酸化活性に大きく貢献していることが考えられています。しかもステビアが含有するアルファ－トコフェロール（ビタミンE）という成分との複合・相乗的作用によって、従来の抗酸化食品には見られなかった、新しいタイプの抗酸化力が認められたからです。これはステビアならではのものです。そのことについては第3章で詳述しますが、東北大グループのこの発見は、学会でも大きなニュースとして注目されたのでした。

ミネラル成分の一つであるカリウムは、私たちの健康維持の上で欠かせないものです。たとえば、①細胞内液の酸性・アルカリ性のバランス（ＰＨ値）を調整してくれる働きがあります。

私たちの体内は、先ほどお話したＰＨ値七・三五～七・四五の弱アルカリ性を保っているのがベストな状態ですが、肉食など酸性食品の摂取が増えると、すぐ酸性に傾いてしまいます。そのとき体内にカリウム成分がたっぷりあれば、ホメオスタシス（生体恒常機能《せいたいこうじょうきのう》）の一つとして自然にペーハー・バランスがとれていくのです。

さらに、②細胞内液の浸透圧を調整して、栄養分や新鮮な酸素は細胞内に押し込み、老廃物は逆に吸い出す――という働きがあります。

また、③筋肉の収縮および神経の刺激の伝達作用と、④細胞内のリボソームという顆粒上でタンパク質が合成されるのを促進させる働きもあります。

ところがこれまで、健康の世界ではカルシウムなどに比べてこのカリウムはどちらかというと軽く見られていました。

東北大学の実験から、このカリウム本体の働きに対して改めて認識を深めるとともに、無機塩化したとき、その働きがさらに強化されることを確信したのです。

ステビアには、これらのカリウム無機塩類が豊富に含まれています。ステビア抽出液一〇〇ミリリットル中に二二〇〇ミリグラムという高濃度です。

たとえば同大の実験では、カリウム無機塩類の一つである炭酸カリウムのリノール酸に対する抗酸化指数は、一〇〇点満点の九九でした（カリウム濃度二〇〇〇ＰＰＭ、実験温度七〇℃、実験時間六日間の場合）。この数値は、ほぼ完璧といえるでしょう。なにしろリノール酸は、前述のようにとても酸化しやすい不飽和脂肪酸だからです。

しかもステビアには、植物レベルで緑茶（熱水抽出物）の五倍の抗酸化活性（活性酸素による脂質過酸化を抑える力）があることが明らかになったのです。

その秘密はやはり、ステビアが含有する多くのビタミン、ミネラル類に加えて、数種類のカリウム系無機塩が大きく作用していると私たちは考えています。

私たちはどうやら、人体内におけるカリウムの働きについて過小評価をしていたようです。このカリウム無機塩類こそ、現代の〝スーパー・ビタミン〟ともいうべき存在ではないでしょうか。いうなれば〝細胞強化物質〟だと私は考えるのです。

ステビアが秘めている特効成分――その２

そしてもう一つ、ステビアには従来の抗酸化食品が持っていない、秘められた特効があることがわかりました。それは悪玉活性酸素の仲間でも〝極悪〟といわれる、「脂質ヒドロペルオキシド」（LOOH）に対する抗酸化効果です。

脂質ヒドロペルオキシドというのは、活性酸素そのものというより、活性酸素の第一次攻撃によって発生した第二次副産物、つまり過酸化脂質（有害物質）と化した超悪玉活性酸素……とご理解いただければ、わかりやすいと思います。

抗酸化食品というと、最近では〝SOD様〟という言葉をよく聞きます。「SOD」とは、活性酸素の一種である「スーパーオキシド」（SO＝活性酸化物）を体内で消去する酵素、「スーパーオキシド・ディスムターゼ」（SOD）のことです。

悪玉活性酸素の中で一番発生量が多いのが「スーパーオキシド」なので、これを消去する酵素「SOD」に似た作用をする物質を食品で補おう——という考え方です。

しかし、実は〝SOD様〟食品だけでは悪玉活性酸素の害を防ぎきれないことが、最近わかってきたのです。

「それにしても、さっきから活性酸素、活性酸素と言っているけど、その活性酸素っていったい何のことだい？　活性酸素のどこがいったいそんなに悪玉なんだい？」と、お叱りを受けそうです。

その点につきましては、第2章で詳しくご説明いたしますが、ここでは簡単に、骨子だけご説明させていただきます。

体細胞内のミトコンドリアで、栄養分と酸素を燃焼させてエネルギーをつくるとき、その一方で〝排ガス〟が発生します。これがいわゆる活性酸素（フリーラジカルの一種）で、スーパーオキシド（ＳＯ）、脂質ヒドロペルオキシド（ＬＯＯＨ）、過酸化水素（H_2O_2）などが知られています。

これらの活性酸素は、初めから〝悪玉〟ではありません。むしろ〝善玉〟で、体内に病原菌などの異物が侵入してくると、マクロファージやリンパ球などいわゆる免疫細胞たち（白血球の仲間）の最終兵器として、病原菌にトドメを刺す役割を担っています。

ところが必要以上に過剰発生すると大変です。たちまち悪玉に変身してしまいます。君《くん》子《し》豹変《ひょうへん》というか二重人格というか、始末に困ります。では、こうなるとどうして具合が悪いのでしょう？

それは、過剰発生したこれらの悪玉活性酸素が細胞膜の脂肪酸と結びついて（酸化して）、より有害な過酸化脂質（脂質ヒドロペルオキシドなどの過酸化した酸素化合物）をつくり出してしまうからです。この過酸化脂質を放置すると、やがて細胞内に侵入して遺伝子（ＤＮＡ）を傷つけ、ガンや動脈硬化、脳卒中、心筋梗塞などさまざまな病気の原因になるわけです。

一方、体内には活性酸素の害から身を守る機構として、前述のスーパーオキシド・ディスムターゼ（SOD）やグルタチオンペルオキシターゼ、カタラーゼなどの抗酸化酵素（消去酵素）による防御系と、アルファ—トコフェロール（ビタミンE）、アスコルビン酸（ビタミンC）、ベータ・カロチン（ビタミンA）やグルタチオンなどの抗酸化物質による防御系が備えられています。

ところがスーパーオキシド・ディスムターゼによって退治しきれなかったスーパーオキシドは、体内でつぎつぎとより酸化力の強い超悪玉に変身していってしまうのです。なかでも脂質ヒドロペルオキシド（LOOH）が〝問題児〟で、これという劇的効果のある消去酵素も抗酸化物質も見つかっていません。

だからこの脂質ヒドロペルオキシドを有効に処理しない限り、体内の抗酸化は完成しない——といってよいでしょう。つまり、スーパーオキシドを追いかけているだけではダメなのです。

ところが、ステビアの抗酸化活性は、この脂質ヒドロペルオキシドに分子構造が似ているジフェニール—2—ピクリルヒドラジル（DPPH）退治においてもっとも活発でした。ジフェニール—2—ピクリルヒドラジルという物質は、抗酸化力を測る実験でよく使われている、比較的安定したフリーラジカルの一種です。つまりステビアは、スーパーオキシドよりむしろ脂質ヒドロペルオキシドの捕捉《ほそく》において、すぐれた力を発揮することをつきとめたのです。
　これこそ従来の〝ＳＯＤ様〟に代わる、新しい抗〝ＬＯＯＨ様〟食品の登場といってよいでしょう。

こんなにもあった、意外な効果

　今日まで、さまざまな研究機関がステビア草・エキスの可能性について数多くの研究を重ねてきました。その結果、抗酸化活性以外にもいろいろなことがあることが解明されています。それらのうち特異的なものに限っても、次のような実験結果があることが判明しています。

【Ｏ―１５７殺菌作用】

　国立大学法人東北大学農学部の神尾好是教授グループの研究で、ステビア抽出液が病原性大腸菌Ｏ―１５７や、腸炎ビブリオ菌、サルモネラ菌を殺菌する強力な効果があることがわかった。

【エイズ・ウイルスを抑制】

ステビア抽出液にはエイズ・ウイルスを抑える抗HIV活性があることを、福島県立医科大学医学部の茂田士郎教授らの研究グループが発表。

【アレルギー、アトピー性皮膚炎の治療薬（ステロイド・ホルモン剤）の副作用を軽減】

愛和クリニック院長の本村昌子医博が動物実験を行った結果、ステビア抽出液がステロイド・ホルモン剤の副作用を抑えることが明らかになった。

【アレルギー発症の原因物質ヒスタミンを解毒】

とくにアレルギー性の花粉症では、免疫抗体から遊離したヒスタミンが鼻や目の細胞に作用し、鼻詰まり、目のかゆみなどの症状となって現れる。ステビア抽出液には、このヒスタミンを解毒する作用があることが、国立大学法人東北大学農学部の佐藤実教授グループがニジマスで実験した結果、判明した。

【ダイオキシン分解作用】

このほか、土壌中のダイオキシン分解作用があることも住友化学分析センターの実験でわかった。

さらに近年の研究では以下のことも判明しています。

【抗糖尿病効果】

問題児“活性酸素”退治をどうする？
——主な活性酸素とその消去物

名　称	構造＊	食物として摂れる有効な抗酸化物質	体内でできる消去酵素
一重項酸素	$^{1}O_2$	アスコルビン酸（ビタミンC） カロチノイド（ビタミンA）	カロチノイドの一部 尿酸
スーパーオキシド(SO)	O_2-	アスコルビン酸（ビタミンC）	スーパーオキシドディスムターゼ(SOD)
過酸化水素	H_2O_2	α-トコフェロール（ビタミンE） アスコルビン酸（ビタミンC） セレン	カタラーゼ ユビキノン グルタチオンペルオキシターゼ ピルビン酸
ヒドロキシラジカル	・OH		
脂質ヒドロペルオキシド 脂質ペルオキシラジカル 脂質アルコキシラジカル 脂肪酸ラジカル ヒドロペルオキシラジカル	LOOH LOO・ LO・ L・ ・HOO	フラボノイド（ビタミンB2） カロチノイド（ビタミンA）	ユビキノン ビリルビン
オゾン	O_3		エストロゲン

＊「・」は電子でその物質がラジカルであることを表す

月刊「養殖」平成９年２月号「魚類と活性酸素の係わり」ほかより作成

抗糖尿病作用が期待されるステビア抽出液のインスリンシグナルに対する影響を検討したところ、既存の医薬品と比較し、〝顕著なインスリン抵抗性改善作用〟があることが国立大学法人千葉大学大学院薬学研究院の矢野教授グループの実験の結果、判明した。

【C型肝炎ウイルスの抑制】

ステビア抽出液はC型肝炎ウイルス複製を濃度依存性に抑制し、そのメカニズムとして細胞内インターフェロンシグナルの誘導が示唆された。またインターフェロンの抗ウイルス効果に対し相加効果を示したと、国立大学法人群馬大学医学部大学院肝臓代謝内科の佐藤助教授グループの実験の結果、判明した。

【ピロリ菌の殺菌】

ステビア抽出液は胃癌及び胃潰瘍の原因菌と言われているピロリ菌に対して殺菌作用を有すると共に、副作用のない天然物であることを福島県立医科大学の茂田士郎教授、高橋和郎助教授の研究室で確認し、一九九九年特許申請し、二〇〇一年に公開した。

【硝酸態窒素を分解】

残留化学肥料がもたらす硝酸態窒素の汚染問題が深刻です。兵庫県立農林水産技術総合センターでは、平成一四～一六年にかけて「特に軟弱野菜における硝酸イオン濃度を低くする技術の研究」に着手し、ステビア農業資材の効果を認めました。

おわかりでしょうか?　後章でも触れますが、これらのすべての効用を辿っていくと、無病への道に向かいます。それは次の章でお話ししたいと思います。

第2章

老化を止める中高年の〝無病〟健康力

——体の免疫をみるみる高めるステビア抗酸化力の驚き

◆老化を止める百歳食　その2◆

〝抗酸化食〟ステビア草がもたらす二つの朗報

①ずば抜けた抗酸化力の新発見

すでに、私たちの健康を守る重要なカギとして、いわゆる「抗酸化食品」について触れましたが、繰り返し申し上げますが本書で紹介するステビアは、きわめて高い、ずば抜けた抗酸化能力を持っているのです。それも、ただ抗酸化力が高いだけでなく、とくに従来の抗酸化物質（〝SOD様〟タイプ）では限界のあった極悪活性酸素を追いつめる、一歩進んだ抗〝LOOH様〟タイプの新型抗酸化活性が期待されています。

ステビアはこの抗酸化成分により、いわゆる生活習慣病と呼ばれる、動脈硬化に起因する脳卒中や心筋梗塞などの血流障害、がん、あるいはC型慢性肝炎などの肝機能障害、糖尿病、アトピーなどの脅威からあなたを解放する可能性を秘めています。

後ほど詳しくお話しますが、最新の医学研究では、さまざまな現代病、生活習慣病の原因として〝活性酸素〟の存在が大きくクローズアップされています。増えすぎた活性酸素は、体内諸器官の組織細胞を傷つけて病気の原因となるだけでなく、白血球やリンパ球などの免疫細胞も攻撃して、私たちの免疫力や抵抗力を奪ってしまいます。先に述べたとおり、抗酸化成分を豊富に含んだステビアには、この免疫力・抵抗力を体の根幹から増進させる可能性があります。

②ダイオキシンでわかる注目すべき解毒分解力

たとえば、万能と思えるほどステビアは、不思議な力を持っています。猛毒のダイオキシンやタバコのニコチン、さらにアレルギー症の原因物質ヒスタミンをも分解解毒するということが報告されています。実際、アトピーに悩む方々からも続々朗報が届いています。

また学会でも、病原性大腸菌Ｏ―１５７の殺菌作用発見の論文で注目されています。新聞、週刊誌などで報道されたとおり、ステビアは食物汚染や環境ホルモンの害からもあなたを守る働きが期待されます。免疫力・抵抗力を根底からバック・アップしてくれるのもこうしたスーパーパワーがあるからだと思います。

そしてプラスアルファの朗報――地球環境と人体の問題を同時に解くカギ

ステビアは天然甘味料としての古くからの用途以外では、もともと農業の分野の研究から発展してきた植物であることはすでにお話ししました。つまり天然の有機農業資材として荒れた土壌に生命力をとり戻し、農薬の使用を最小限に抑える作用で知られています。

すでに多くの農家で野菜や果物、コメなどの栽培に実用化され、味をよくし、保存をよくし、収穫量を上げたり、連作を可能にしたりと、自然の恵みを自然の形のまま最大限に引き出すパワーを発揮しています。

つまり地球温暖化や酸性雨、森林伐採など地球環境の破壊によって多くの不安を抱えたこれからの農業にとっては必須のもの。そして重要なのは、このことがそれらの食物を食べる一般の私たちにとって、残留農薬などの心配を軽減し、病気知らずで美味しく安心できる食生活を保証するカギになる、ということです。

近年では、近代農業の大きな問題の一つとなっている残留化学肥料成分の「硝酸態窒素」の分解・解毒も報告されているわけです。

疑いもない天然の植物資源――人工的化学的合成品ではない

ステビアというと食品の原材料の中に小さく表示されているのを皆さんも見かけるはずです。甘味料として表示されています。しかし、実はまったくステビア本来の不思議なパワーを示していないも同然です。一般に〝砂糖に代わる甘味料〟として早くから知られてきたため、ときおりカン違いなさっている方もいらっしゃいますが、ステビアは天然の植物資源です。南米原産のキク科の植物から造り出す天然甘味料であり、人工的・化学的に合成された甘味料とは、どこをどう取っても全く違うものです。

また、とくに本書で取り上げているステビアは、甘味料としてのステビアではなく、前述の三つのパワーをもっとも多く、しかも効果的に引き出すために工夫され、研究されたステビア草からの抽出成分をもとにお話をすすめています。

さらにその安全性については念には念を入れ、客観的で公正な判断を下す公的な機関や研究所を通じ、思いつく限りの検査を行っていただきました。その結果はすべて「クリアー」です。つまり人工的な薬のような〝コワさ〟のない、天然の恵みなのです。

生活習慣病が、さらに進化した21世紀病ともいうべき現代病の危険に私たちはさらされています。この病気を止めることがまず〝百歳、元気で長生き〟の健康維持を叶える要諦です。

人類を襲うダイオキシンにステビアが役立つ？

この章では、生活習慣病の代表格である脳卒中・心筋梗塞などの血流障害とステビアの関係を、みなさんよくご存知のすぐれた健康メカニズム「抗酸化活性理論」から解明します。

まず、血流障害の原因となる動脈硬化のコワさとメカニズムについてご説明します。さらに、実際にステビア草・エキスを飲んで心臓病や脳卒中を克服した人の体験談も紹介しました。

最新の医学研究で万病のもととされる「抗酸化活性理論」については、ステビアの効用について理解していただく上でもとても重要な部分ですので、ぜひお読みいただければと思います。

さて、その前に、くり返しになりますが、「ステビア免疫草」はいきなり人体を健康にする食物として登場したわけではありません。開発者たちの目標は、従来からある天然甘味料としてのステビア販売でもなければ、はじめから一般の人相手の商売目的で健康食品化を考えたわけでもありませんでした。

あくまでも農業目的であり、いたんだ土壌を改良することで、生命力のある作物を育て、それを食べることによって間違った食生活を改善し、私たちの生命力そのものを強くしようということだったのです。

合言葉は「日本を百年前の土壌に戻《もど》したい！」です。

土壌を悪くしてきたのは、ズバリいって化学肥料と農薬の使いすぎです。また作物が育つためには、土地が丈夫でなければなりません。ところが肝心のその土がどんどん弱ってきています。つまり生命力がある作物が穫《と》れないのです。

昔のトマトやキュウリは、土の香りがするおいしい野菜でした。野菜は本来、皮をむかないで食べるのがうまいし栄養分もたっぷりなのです。

さて、では「いい土」というのはどういう土のことでしょう？　いい土というのは、有用微生物がいっぱいいる土のことです。そしてミミズがたくさんいる土のことです。ミミズは土を耕《たがや》しその土を食べ、含まれている有機物をより細かくして排泄します。フンが天然の肥料になるのです。さらに空気中から窒素を吸い込んで窒素化合物をつくり、作物の根に栄養を与えます。

ところが私たちは長期間にわたって農薬や化学肥料を大量に使い続けてきました。おかげで土の中にある有用微生物が大幅に少なくなり、土地がやせてしまったのです。力のない土地で育てられた作物は本来の香りも少ないばかりか、ビタミンやミネラルなどの栄養分も少なく、おいしさも格段に落ちてしまいます。

有機栽培によってつくられた果物や野菜が、化学肥料や農薬によってつくられたものよりもおいしいことは徐々に知られてきましたが、ステビアを使って育てたものは、さらにおいしくなるのです。

ステビアを使うことで土中の農薬を分解し、肥料の化学物質を吸収分解して疲れている土をよみがえらせるというわけです。

一方、近年は、もっと悪い兆候が出てきました。ダイオキシンを始めとする、いわゆる「環境ホルモン」の害がクローズアップされてきたのです。

とくに内分泌系をかく乱するダイオキシンは、野菜など作物を汚染して、これを食べる私たちの健康に深刻な打撃を与えるばかりでなく、精子や卵子などにも影響を与えてきています。

さらに脳神経の異常、免疫系の異常もひき起こす、非常に危険な毒物です。

人の体にダイオキシンが取り込まれるのは、その九割が食物からだといわれています。野菜、魚、肉……食物連鎖の上のレベルほどダイオキシンは濃縮されます。

そしてダイオキシン発生の多くはゴミ焼却場からだといわれています。原因がわかっていながら行政側が有効な対応ができないのは、ゴミ問題そのものが簡単に解決できないものだからです。

開発者は「このダイオキシン問題をなんとかしなくてはいけない」と考えました。そして農業資材として非常に有効なステビアに、「もしかしたらダイオキシンを無毒化する作用があるかもしれない」と考えたのです。

ステビアにはすでに、農薬や化学肥料などの有害化学物質に対する吸着・分解作用の他、有害微生物（O―157やサルモネラ菌など）に対する殺菌作用が認められているからです。

ダイオキシン除去試験の結果、驚くべきことにステビア濃縮液を加えたゴミ焼却灰は、毒性の強さを示す毒性等量が実に九六％も減少していたのです。

詳しい実験結果などは第5章に譲りますが、要はステビアには焼却炉から排出される焼却灰のダイオキシンを大幅に除去する能力があることが判明したのです。

また、5章でもさらに触れますが、いま世界的に硝酸態窒素《しょうさんたいちっそ》が含まれる化学肥料の大量施肥《せひ》の結果、地下水が硝酸態窒素に汚染されています。あるいは、葉物野菜の中に大量の硝酸態窒素が残留したりする結果、体内で発ガン性物質が生成されたり、メトヘモグロビン血症という病気で、乳児に死亡例が出たりといった深刻な環境問題が起こっています。

ステビア農業資材は兵庫県立農林水産技術総合センターなどの公的研究機関の研究で、この硝酸態窒素を分解する効果が認められました。しかも収穫量も増え、味も美味しくなるというのです。

いずれにしても、土壌の劣化といいダイオキシンといい、硝酸態窒素などの残留農薬の問題といい、このままでは私たち人間の体がダメになる、〝丈夫で長もち〟の健康を維持するためにはどうしたらいいか……そういう思いが、ステビアの、人体を根本から健康にする画期的食物としての役割へとつながってきたのです。

◆ステビア草の注目の医学研究◆

米国FDAがステビア甘味料の安全性を承認、ステビア安全性論争に決着

ステビア草・エキスの健康食品化に当たってもっとも気をつかったのは、もちろん安全性の問題でありましょう。当然、安全性についても万全を期すべく研究がなされ、そして結果が出ています。

同時に、ステビア草を原料とする日本で開発された天然成分の「ステビア甘味料」の安全性にも注目が集まりました。ステビア甘味料の安全性に関しては、厚生労働省や日本ステビア工業会が繰り返し安全を宣言してきましたが、一部マスコミが、あたかもステビアの安全性に疑問があるかのごとき報道を繰り返してきたからです。

たとえばその根拠の一つが、一九六八年発行の科学誌『サイエンス』に掲載された小さな記事でした。その記事によると、「ステビアの全草煎汁がラットの出生率を二〇％～三〇％下げた」という内容です。

しかし、この記事内容については実験の詳細が発表されておらず、その後、発表者プラナス氏の共同研究者を始め複数の米国の大学や西独の研究者によって否定されました。さ

らに一九七五年、一九八一年の二回、日本でも厳格な実験方法によって交配・妊娠前後試験が実施され、「妊娠抑制作用は認められない」ことが明らかにされています。

さらにステビア工業会安全性部会では、念のため『サイエンス』掲載記事の実験手法に対し、「より単純かつ正確さを求めた妊娠試験で追試する必要あり」との認識で日本食品分析センター多摩研究所安全性試験部に試験を依頼。その結果、ここでも「ステビア全草抽出液は、プラナス方式の二〜三倍量の摂取によっても、ラットの妊娠・出産には無関係である」との結果が得られたのです。

続いてステビアに降りかかった疑問の第二弾は、「発ガン性」の問題でした。「ステビアが消化管内で消化されて生成されるステビオールが代謝活性を受けたあと、比較的大きな変異をDNA上にひき起こす可能性が示唆される」というのです。

この疑問に対しても、前出のステビア工業会安全性部会が、ステビアの安全性を明らかにした回答を出しています。

慢性毒性試験についても、大阪市立環境科学研究所により少なくともステビア草・エキスと同じく、ステビア草からつくられる甘味料であるステビオサイドに慢性毒性はないことがわかったのです。

さらに一九七四年には、「ステビア甘味料糖転移品に毒性あり」という問題が持ち上がりました。これに対しても、英国ハンチンドン研究所の試験で疑問は否定されました。この試験は厚生労働省の毒性試験ガイドラインに従って行われたもので、ラットへの投与期間一三週間。この試験により、ステビア甘味料糖転移品の安全性は立証されたといえるでしょう。

二〇〇二年には、シンガポール・香港におけるステビア甘味料含有食品の撤去という問題がありましたが、これはEU諸国が、当時、ステビア抽出物を食品添加物（甘味料）として未だ認可していないため、英連邦であるシンガポール国政府並びに香港特別行政区で同様の対処をしたということであり、ステビアに関し、安全性問題が発生したための措置ではありません。逆にEU諸国の中には、日本で禁止されている人工甘味料チクロをいまだに承認している国もあり、チクロ入りの製品が輸入されれば、日本でも撤去措置がとられます。

その後も、ステビア工業会は、国際的な承認を得るべく、数々の安全性試験を実施し、JECFA会議（FAO／WHO合同食品添加物専門家会議）などに様々な資料を提出してきました。その結果、二〇〇八年六月にイタリアのローマで開催された第六九回JECFA会議に於いて、ステビア抽出物（ステビオール配糖体）の正式な一日許容摂取量（ADI）が決定され、さらに、一〇月九日にはオーストラリア・ニュージーランドFSA

NZ（豪州・ニュージーランド食品基準）もステビアに許可を与えたのです。

そしてついに米国連邦食品医薬品局（FDA）が二〇〇八年一二月一八日、甘味料大手のメリサント社が申請したステビア甘味料「ピュアビア」と穀物商社カーギル社が承認申請したステビア甘味料「トゥルビア」の安全性を承認しました。世界一基準が厳しいといわれる米国FDAから安全性のお墨付きが下りたことで、ステビア甘味料の安全性に対する論議は終焉を迎えました。

その後、世界の飲料最大手のペプシコ（ペプシコーラ）とコカコーラの二社も、ステビア甘味料を使った「ペプシ・トルゥー」(Pepsi True) と「コカコーラ・ライフ」(Coca—Cola Life) を相次いで発売し、日本でも二〇一五年五月に「コカコーラ・ライフ」の販売がスタートしました。今後はヨーロッパ、東南アジア諸国などでも許可される動きが早まるものと思われます。

今、なぜステビア甘味料に注目が集まっているか？　というと、まず一つは人工甘味料に対する不安、疑義です。人工甘味料はカロリーは低いが、血糖値は下がりにくく、結果として糖尿病や肥満のリスクを高くすると専門家が指摘しました。

逆に天然成分であるステビア甘味料は、安全性・危険性に対する誤解が解け、FDA（米国食品医薬品局）に認可されたことで、米国でいろいろな製品に使用されるようになりました。

世界的に見ると肥満問題は深刻です。ニューヨーク市では甘い飲料規制の裁判が続き、コカコーラ、ペプシが所属する飲料団体は、米国での一人当たりの飲料摂取カロリー量を二〇二五年までに二割削減する自主目標を設けています。イギリスでも平均カロリーを五%下げる取り組みをし、コカコーラも調印しています。

いずれにせよ「自然派志向が高く健康的な生活を送ることに気をかけている大人の層」に向けて、ステビア甘味料が新しい選択肢として示されたということですね。

今後、ステビア甘味料は「カロリーゼロの天然甘味料」として甘味料市場を開拓して行くことが期待されていますし、同時にステビア草・エキスについてもこれまで以上に注目が集まることが期待されます。

(1) 心筋梗塞《しんきんこうそく》・脳卒中の原因は活性酸素だった

突然死、突然の半身不随があなたを襲う

心筋梗塞・脳卒中の問題は、他人事《ひとごと》ではありません。なかでもコワいのが「突然死」で

す。

突然死とは、ＷＨＯ（世界保健機関）の定義では「一応、発症が二四時間以内の死」とされています。深夜に倒れた場合など発症時刻が特定できない場合がありますから、幅を見て二四時間。でも実際には、心臓の異変に起因している場合はほとんどが一～二時間のうちに死亡しています。

よく、早朝のゴルフ場などで、第一打のティーショットが大敵、といわれます。ギャラリーにいいところを見せようとして張り切り、思わずオーバースイング。「ナイスショット！」――ギャラリーの歓声のあと、そこに倒れているのはあなたかも知れないのです。

そしてたいていの場合、そういう人は自分でも気がついていない〝基礎疾患〟を抱えています。ところが多くの人がそれに気づかず、「オレは元気だ。どこも悪くない！」と思っています。その自信こそが死を招くのです。

ひところ〝企業戦士の死〟としても騒がれた突然死は、その原因のほとんどが脳卒中と心筋梗塞です。なかでも心筋梗塞が命取りになります。

このような症状のすべては、血流障害にあるといいます。

医学書によると、そもそも、心筋梗塞や脳卒中のメカニズムはこうなっています。

突然死を招く基礎疾患は、四〇～五〇代でもっとも目立つのが冠状動脈の硬化です。冠状動脈の硬化は狭心症をはじめ心筋梗塞に一直線です。軽い高血圧や糖尿病のケがあると、かえって心臓の痛みなどの自覚症状が出にくくなることがあります。

また心臓が肥大するなどの心筋症も、自覚症状がない場合が多く危険です。風邪のような症状が起きる心筋炎、心膜炎も同様です。

脳卒中の場合は、即、死に至るものとして危険なのが出血です。脳の呼吸中枢で出血すると急死します。ただ、脳卒中で倒れて救急病院に運び込まれる場合、心臓は動いているケースが多く、心筋性のものと比べると突然死の事例は少なくなります。

そしてトリガー（引き金）となるのがやはりストレスです。自律神経の緊張です。自律神経中の交感神経が働きすぎて悪玉活性酸素をどんどん発生させてしまい、自分では気づいていなかった基礎疾患を刺激してしまうのです。

とくに心臓突然死は、早朝から午前中が多いとされています。睡眠中は副交感神経が優位ですが、寒い朝などムリに早起きしてゴルフ場などに出掛けると、交感神経がびっくりして過度に回転してしまいます。

むろん突然死は夜間にも起こります。睡眠中の死ですが、研究によるとこのときも、本来は睡眠を支配しているべき副交感神経ではなく、交感神経が張り切っているケースが多いといいます。深く眠っているように見えて、起きているような脳波を示す「レム睡眠」

状態が続いているのです。緊張をもたらす神経伝達物質（アドレナリンやノルアドレナリン）が大量に放出されているからです。

とくにイライラしやすい性格の人は注意が必要ですが、現代の都会生活では人々はほとんどがイラつきやすくなっています。突然死は、あなたのすぐそばに静かに忍び寄っています。だからこそ手をこまねいていてはいけません。

ステビア・エキス利用者からの体験報告は、あくまでも体験報告ですから、臨床的に証明されているわけではありません。生死にかかわることや、治療に関することには直接触れたくないという気持ちもあります。しかし〝転《ころ》ばぬ先《さき》の杖《つえ》〟ということもあります。ぜひ突然死の危険度をわかっていただき、早く手を打っていただきたいと、あえてここにご紹介することにしました。

心筋梗塞一歩手前からの生還

兵庫県の大村美津子さん（六六＝仮名）は声楽家です。むろんいまでも現役。「六〇歳をすぎて声が出るのは、おそらく彼女だけやろなぁ」という評判です。体重七七キログラムのこの人の歌うアリアは、それは見事なものです。

そんな大村さんが、亡くなったご主人のあとを継いで鉄鋼会社の社長の座についたのは、三年前のことでした。先代社長であるご主人の遺言だったからです。なにしろ大村さんは竹を割ったような性格。自ら認める〝男まさり〟です。

しかし、いくら男まさりといったって、鉄を扱う仕事はまさに男の世界。いかに気丈夫とはいえ、これは体にこたえます。重ねたムリがたたって、大村さん、「死ぬと思った」ほどの大風邪を引いてついにダウン、呼吸困難に陥って近くの医院にかつぎ込まれました。

医者は見るなり、「こりゃ、私の手に負えませんわ。早くしないと死にまっせ!」と、すぐさま国立病院に転院手続きをとってくれました。そして国立病院で、一台四〇〇〇万円で導入したばかりという最新鋭のエコー診断機で検査した結果、病名は「肥厚性心膜炎」と判明しました。

大村さんはもともと、動脈硬化傾向だったのです。その動脈硬化が原因して、心筋梗塞一歩手前まで追い込まれたのでしょう。

「心筋が脂で肥厚している上に、心臓に水がたまってしまってるわ。呼吸ができなくなるのは当たり前や。このまま入院生活して寝とらんと、血流が止まって心筋梗塞であの世行きやね」

「でも先生、私、そうもしとられへんねん。国土交通大臣の許可取らなあかん。入院しとられまへんわ。死ぬときは死ぬんだから……。それまでの寿命やね」

大村さんはそのまま退院。病院のクスリも飲んでいましたが、知人にすすめられたステビア草・エキスに賭けてみることにしたというのです。知人はこうすすめたのです。

「医者のクスリはそれはええで。よく効く。でもしょせんは対症療法や。体をよくする根本療法をやっとかんと、いまはよくなっても一時的なもの。いずれ再発するで。高血圧とか心臓病というのはな、生活習慣病いうて食べ物との関係が深いんや。クスリはクスリ。でも食べ物でアンタの体を体質改善せなあかん」

それから大村さんは、ステビア草・エキスを薄めず、一回に五〇ミリリットルずつ、朝、昼、夕、就寝前と一日四回飲み続けました。ちなみにステビア草・エキスの一般的な容量は、一回につき一〇ミリリットルです。それを一気に五倍も飲んだのでした。

「それは無謀ではないか？」という声があるかもしれません。でも大丈夫です。ステビアの量による副作用はありません。前述のように安全性は確認されています。体験者のみなさんからの悪い報告も当然ありません。

ただ、「たくさん飲んで早くよくなりたい」という当事者の気持ちもわかりますが、適正量で飲んでいただくのが一番安心です。

さて、大村さんの場合、飲むばかりではありませんでした。大村さんは大きなガーゼを一〇枚重ねにし、それをステビア草・エキスにたっぷり浸して胸に貼りました。大村さんオリジナルの冷湿布です。そのガーゼの上に油紙を巻き、さらに包帯でグルグル巻きです。というのも、病院での処方に胸部の冷湿布があったのです。同じ冷湿布なら、ただの水を使うより、ステビア草・エキスを使ってみたらどうだろう?――誰にアドバイスされたのでもなく、大村さん自身のひらめき、アイデアでした。

この湿布療法も一日四回取り替えました。この熱心さが功を奏したのか、大村さんが二週間ぶりに病院を訪れたところ、担当の先生が「あんたウソやろ! 水が半分に減ってるがな。いったい何したんねん」といったきり絶句するではありませんか。

心膜炎では、心臓の水が抜けるのにふつう半年かかるそうです。つまり二六週間です。それを大村さんは二週間で水を半分にしてしまったのです。「あんた強いね。強い体してるねえ」。医者もあきれかえったような表情でした。

その後も大村さんの〝ステビア療法〟は続きました。そして四ヵ月後、大村さんは完治したのです。ついでに大村さんの体重は七七キログラムから六六キログラムに減っていました。なんと、ステビアは代謝を促進させる力もあったようなのです。

それにしても大村さんは、なぜそこまでステビアを信頼したのでしょうか? 大村さんはこういいます。

「それはステビアの抗酸化活性に納得がいったからですね。脳卒中も心機能障害もしょせんは活性酸素の害による血流障害のため。だったらその血流障害の原因となる高血圧や動脈硬化を改善するのが先決と思ったのよ」

もちろん、大村さんのやり方が誰にでも通用するという保障はありません。たまたま偶然……という可能性もあるでしょう。大村さん自身、初めからこの劇的効果を信じていたわけではありませんでした。半信半疑、というより「むしろ否定的だった」とおっしゃっています。

いいえ、ステビア草・エキスの開発者も「こんなにいいものとは……」と、驚いたくらいです。しかし現に目の前に起きた現実の実証……。これは肯定せざるを得ない事実です。これを否定することはできません。農業用ならともかく、健康食品としてのステビアのすばらしさに、私もあらためて出会った思いでした。

「私は口が悪いからね。もしアカンかったらボロクソいう性格やねん。その私が頼まれもせんとこういっとるんやから、ステビアに可能性がないわけないということっちゃ」

そう大村さんは話してくれたのです。

動脈硬化を防ぐ抗酸化メカニズム

では、ステビアはどのようにして動脈硬化によい影響を与えると考えられるでしょうか？

そのメカニズムを、できるだけ簡潔にご説明したいと思います。この部分は、ステビアを語る上で、必要不可欠な部分ですので、どうぞもう少し読み進んでください。

血流障害の基本は動脈硬化です。動脈硬化こそ脳卒中・心筋梗塞の大敵です。

血管は日本国内の道路や鉄道のように、幹線から、支線、そして毛細血管へと体のすみずみまでめぐらされています。そして新鮮な栄養と酸素を組織細胞にどんどん送り込み、老廃物をすみやかに回収して回るのが血液の役目です。

どこかで滞《とどこお》ったり、大きな事故があれば、そこで交通はストップしてしまいます。道路が役立たなくなればたちまち日本国中が混乱しますが、血液が運んでいる荷物は、どれ一つとっても私たち人間の生存にとって必要不可欠なものばかりです。

これだけ重要な任務を担っている血液循環。いかに全身の健康のカギを握るかがおわかりでしょう。ところがこの血液循環を阻害するのがいわゆる血流障害です。そしてその原因が動脈硬化――というわけです。

動脈硬化は、心臓の冠動脈や脳の動脈の血管内膜の壁に悪玉コレステロールなどがたまって、血管の幅が狭くなってしまった状態をいいます。つまり血液の通りが悪くなって、血液がスムースに流れなくなります。当然、日本の列車のような正確な定時運行ができなくなり、さまざまな不都合が生じてきます。血管内壁は弾力を失い、もろくなります。また血管内に血の固まり（血栓）ができて、これもスムースな血流を阻害します。

そしてこの動脈硬化は、悪玉活性酸素によってもたらされ、さらに硬化の進行を早めていきます。おそろしいことに、現代では動脈硬化はすでに一〇代から始まるといわれています。小学生時代の身体検査に心電図が持ち出されるのもこのためです。

しかしステビアの高い抗酸化活性が、この動脈硬化を防いでくれる大きな可能性を秘めているのです。もちろん、より臨床的な研究はまだ途上にありますが、その効果を期待することは動脈硬化のメカニズムを考えれば十分にできます。

動脈が硬化するメカニズムを、医学の世界ではこう説明しています。

まず動脈血管の内壁細胞を活性酸素が急襲して破壊、過酸化脂質（古くなった油分）のかたまり（シコリ）にしてしまいます。さらに過酸化脂質と悪玉コレステロール（酸化コレステロール）は、互いに反応しあう性質を持っているために、このシコリの部分に悪玉コレステロールが集まります。傷を修復しようとやってきた血小板の死骸までもが集まり、ドロドロのかゆ状になっていきます。

ここに白血球の一種のマクロファージという細胞が、酸化コレステロールを食べにやってきます。マクロファージは、酸化コレステロールが大好きで、なによりのご馳走なのです。

マクロファージは、本来は老廃物や異物を捕食する善玉細胞でスカベンジャー（掃除人）の役割を持っていますが、ご馳走の悪玉コレステロールを食べすぎると相討ちしてしまい、自分自身も死んでしまいます。そのときに出る死骸は、通常、血液によって運び去られるのですが、血管壁にシコリがあると、そこにくっついて堆積してしまいます。

こうなるともう、一つのコブ状態です。そして血管の内側がどんどんふくらんできます。こうして血管はしだいに狭くなり、動脈硬化といわれる状態となるのです。この動脈硬化が心臓の近くで発生すると、心筋梗塞になるというわけです。

そこで私たちは考えました。動脈硬化が、まず過剰発生した悪玉活性酸素が引き金となって発生することがわかったのですから、この活性酸素の動きを封じ込めることができれば、動脈硬化を防ぐことができるのではないか？——と。

そしてそのためには、悪玉活性酸素の量産を防ぐ強力な抗酸化物質が必要である——と。

実はステビア研究の主眼もまた、ステビアの持つ抗酸化活性を突き止めることでした。その結果、ステビアには従来の抗酸化物質以上の、強力な抗酸化作用があることがわかったのです。

脳卒中、心筋梗塞のモト、動脈硬化の正体
いまや十代の子供から危ない

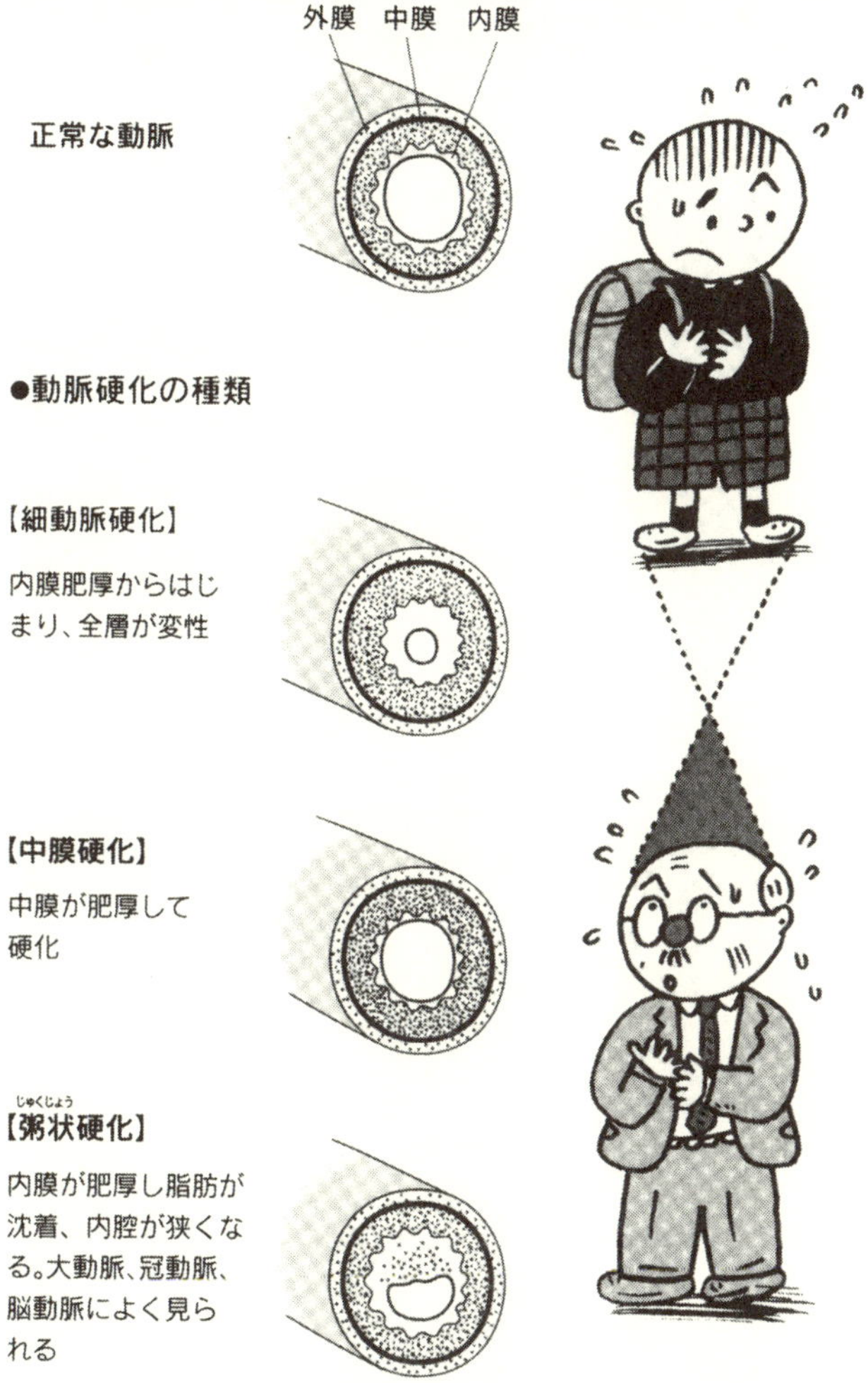
外膜
中膜
内膜
正常な動脈
●動脈硬化の種類
【細動脈硬化】
内膜肥厚からはじまり、全層が変性
【中膜硬化】
中膜が肥厚して硬化
【粥状《じゅくじょう》硬化】
内膜が肥厚し脂肪が沈着、内腔が狭くなる。大動脈、冠動脈、脳動脈によく見られる

抗酸化活性食が脳卒中を抑える、その〝いい関係〟

脳卒中もまた、悪玉活性酸素の害と深い関係にある病変です。

脳動脈で動脈硬化が起きると脳卒中になります。血管が詰まって血流が止まってしまうのが脳血栓であり、血管を破ってしまうのが脳出血です。

医学書では、脳卒中についてこう説明しています。

脳卒中には、大きく分けて二つのタイプがあります。

一つは脳内の血管が詰まって血液の通りが悪くなるためにひき起こされる「虚血性脳卒中」、もう一つは脳の血管が破れて出血を起こす「出血性脳卒中」です。

脳動脈の硬化によって血液不足になりひき起こされるのが虚血性脳卒中で、代表が「脳梗塞」です。脳梗塞には脳血栓と脳塞栓《のうそくせん》があります。

また動脈硬化を起こしている血管はもろくて破れやすい状態にありますから、血液がドック、ドックと強引に通過しようとすると、もろくなった血管がその圧力に耐えられなくなり、やがてパンクします。血管が破裂して出血するわけです。これが出血性脳卒中で、脳出血（脳溢血）やクモ膜下出血を起こします。

また血栓では、血液中の血小板が活性酸素に刺激され、血管の中で血液を凝固させてし

高血圧が脳の血管を直撃する前に止める！

脳卒中のいろいろな種類

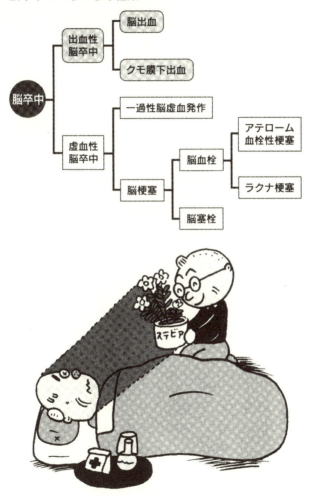

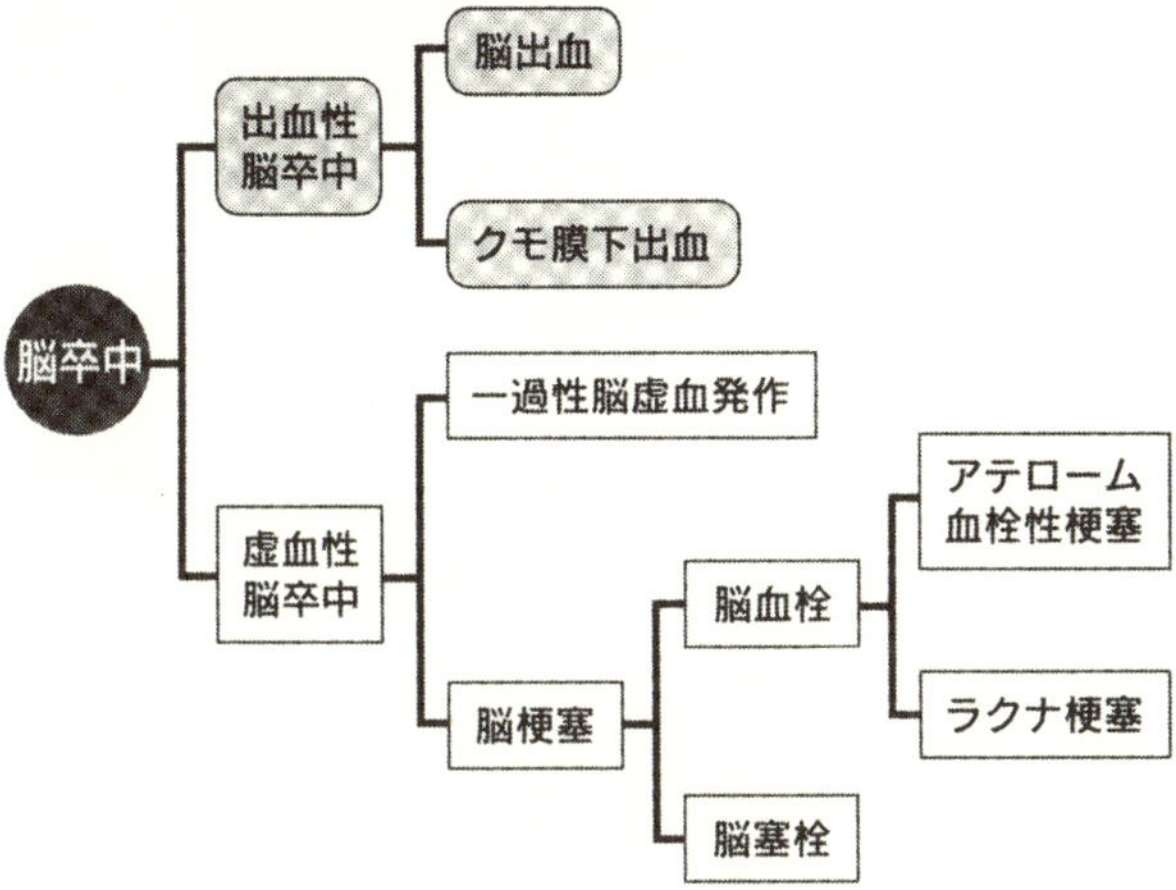

まいます。

さらに精神的ストレスで交感神経が興奮して分泌されるアドレナリンやノルアドレナリンによっても血小板は刺激され、血液の凝固を促進するといわれています。

しかも血栓というのは血液の中を移動します。脚の血管にできた血栓が脳や肺の細動脈で詰まる——というケースが報告されています。

また、動脈硬化と高血圧は密接な関係にあります。動脈硬化があると必然的に血圧が上がります。血液が狭くなった血管をむりやり押し通そうと、心臓がポンプアップするからです。動脈硬化になるとただでさえ血圧が上がるのに、別に高血圧の症状を持っているような人はひとたまりもありません。

こうした病気の大本のところ、つまり動脈硬化を抑える上でステビアの高い抗酸化活性が功を奏していることは十分考えられるのです。

クモ膜下出血が手術なしで安定した不思議な力

脳卒中についても、こんな実例があります。

山形県で接骨院を経営する黒岩泰三さん（四五＝仮名）には、ステビアに関するおもしろい体験がいくつもあります。

黒岩さんがステビアの存在を知ったのは、ＪＡ（農協）に勤務する知人からだったといいます。その知人の話では、「農業用の資材として使っているが、脳卒中にもいいらしいゾ」というのです。

実は一年ほど前、黒岩さん自身が脳梗塞で倒れたとき、農協の知人のすすめでステビア・エキスを飲用し、軽快したという体験を持っていました。以来、黒岩さんに、ステビアファンとなっていただいたのです。そして他人にもすすめ、「いい結果がでた」ケースを報告していただいています。その中の一つに、〝山田のおばあちゃん〟の例があります。

〝山田のおばあちゃん〟は、おんトシ七二歳。全身マッサージで黒岩さんの顧客でした。

春三月のある日の朝、その〝山田のおばあちゃん〟の家族から「ＳＯＳ！」の緊急電話が入りました。「おばあちゃんが、頭が痛い、ガンガンするっていうんです。動けないので至急診察にきてください！」。

医学書によると、頭痛には片頭痛、筋緊張性頭痛、高血圧性頭痛など多くの種類がありますが、中でも怖いのは脳の障害からくる頭痛だそうです。

クモ膜下出血や脳出血の前兆現象として、非常に激しい頭痛があるというのです。それも後頭部中心です。そして強烈な肩こりを伴います。黒岩さんは直感したそうです。（おばあちゃんの症状は、これに似ているゾ）と。

黒岩さんは娘さんに告げました。「奥さん、こりゃワシの領分を越えとるワ。すぐ病院さぁ行ったほうがええ」。果たして病院での診断は、クモ膜下出血でした。原因は、脳動脈瘤の破裂でした。

脳動脈瘤とは、脳の動脈にできる小さなコブのことです。ふだんはとくに症状が出ません。だから気がつきにくい病気です。このコブをきっかけにして脳の表面の動脈が破れ、脳を包んでいるクモ膜下に出血するわけです。

そして動脈瘤が大きくなって破裂しそうになると、近くにある動眼《どうがん》神経を圧迫して、物が二重に見えたり、まぶたが垂れ下がってきたりという前ぶれがあるのです。実はおばあちゃんにもそれがあったそうなのですが、気丈なおばあちゃんは（娘を心配させてはいけない）と、黙っていたのでした。

クモ膜下出血という病気は、それがもし軽い場合なら、一週間から一〇日間、安静にしていればとりあえずおさまります。しかし一方で再発性の高い病気といわれています。だから六〇〜七〇％は手術を必要とします。しかし〝山田のおばあちゃん〟の場合は、「高齢のため手術はできない」という結論が出ました。とりあえず薬剤の投与しかできませんでした。ということは、いつ再発するかもしれない――ということになります。

そこで黒岩さんがいいました。

「おばあちゃん、私にだまされたと思って、ステビアを飲んでみないかい？　私もこのステビアで脳梗塞がよくなった経験者なんだ。もしかしたら手術をしなくても症状がよくなるかもしれないよ。とにかく副作用はないから、ダメでもともとじゃないか」

〝山田のおばあちゃん〟は、すすめられるまま、ステビア草・エキスを一回に三〇ミリリットルずつ、一日に朝、昼、晩と三回飲み続けました。

二週間。なんの変化も表れません。相変わらず頭痛が続いていて、家族はみんな、いつ再発するかと心配していました。そして三週間。状態は同じです。肩が張って硬くなっています。

「おばあちゃん、もうステビア飲むの、やめるかい？」と娘さんがいいます。効き目がなければ飲み続ける理由はありません。でもおばあちゃんはいいました。「もう少し続けてみる。ここまできたんだ。黒岩さんば信じるべえ」。

そして一ヵ月がすぎたころです。朝起き出してきたおばあちゃんが、「アレェ、頭痛さ、消えてるゾ」。頭痛がスーッと薄らいでラクになっただけでなく、肩の張りもだんだん消えてしまったというのです。

一年後には家事労働にも復帰しました。クモ膜下出血の再発もありません。お医者さんも、これで再発の可能性はグンと減ったといってくれたそうです。

また、黒岩さんには、こんな経験もありました。こちらは年齢は六〇歳ちょっとすぎ。農家の主婦です。東北地方の塩分の多い食事のためか、彼女には高血圧の持病があり、入浴中、脳の両側の血管が同時に切れて倒れました。脳出血です。

脳の細動脈が血管壊死《えし》を起こし、もろくなって破れたのです。熱い湯に入って、瞬間的に血圧が急上昇したのでしょう。すぐ手術しなければ手遅れ、しかし手術しても責任は持てない、というきびしい状態でした。

ここでまた黒岩さんの登場です。「先生、どうせ助からんのなら、これ飲ませてみてくれんかのォ」とステビア草・エキスを試してもらったのです。それから手術日まで一〇日間飲ませて、医師が開頭してみると、「アレッ？　片っぽうはよくなってるゾ？」。

たった一〇日間でどうしてそういうことになったのか？　正直いってわかりません。これがステビアの力なのか、それとも病院の薬の効果なのか――その確証はとれませんでした。

しかし、少なくとも、医者の薬と併用した状態で症状がよくなったことは肯定せざるを得ないでしょう。その人は結局、片側だけの手術を受けました。そしていまでは元気に農作業に復帰しているとのことです。

これは、ステビアにも力がある証拠と考えてよいのではないでしょうか。そしてそのことは、後述のように様々な研究により裏付けが進められているのです。

（２）問題の活性酸素のナゾ解きを知っておこう

活性酸素は肉体のストーカー

医療の世界も日進月歩でどんどんと新しい要素が登場してきます。

そしていま、現代医学の常識では、ガンをはじめ、心臓病や脳卒中、糖尿病など、いわゆる〝生活習慣病〟の原因の八割以上が、体内に過剰に発生した〝活性酸素〟のせいであると考えられるようになってきました。

そしてステビアには、数々の実験の結果、この活性酸素を軽減する高い抗酸化活性を持っていることがわかったのです。そこでステビアと活性酸素の関係、そしてステビアの抗酸化作用を示す科学的裏付けを語る前に、読者のみなさまには、少々退屈かもしれませんが「活性酸素とはいったい何者か？」という話をしたいと思います。

なぜかといえば、この活性酸素のことをおわかりいただけば、ステビアの抗酸化活性がいかに優れているか——ということが、わかりやすくなると思うからです。ステビアの根拠となる部分だからです。

ステビア・パワーの裏付けとなる「抗酸化活性理論」とは次のようなものです。

酸素は、私たち人間の生存にとってなくてはならないものです。でも多すぎるとかえって害になってしまいます。

新鮮な酸素は肺に取り込まれ、血液によって体のすみずみの細胞まで運ばれ、私たちの体を動かすエネルギーをつくり出します。ところが余った酸素はどうなるかというと、体内にある酸素同士が結びついたり、水素や水分と結びついたりします。

これを酸素化合物といいますが、この酸素化合物こそ活性酸素（医学用語でリアクティブ・オキシゲン、通称フリーラジカル）の正体だったのです。

空気中にある酸素はもちろん基本的な分子のひとつで、二個の酸素原子からなっています。酸素原子の場合、原子核の周りを八つの電子がぐるぐると回っているような形になっています。この酸素原子が二個くっついた酸素分子は、つごう一六個の電子を持っていることになりますが、うち一四個がペアーになって安定しているのに対し、残り二個は〝ハグレ電子〟としてブラブラしています。ゆえにつねに結びつく相手を探しています。この、酸素がなんにでも結びつこうという行動を「酸化」と呼んでいます。

そしてこの〝ハグレ電子〟のことを医学上でフリーラジカル（不対電子＝遊離基）と言うのです。つまり。ペアーになれない電子ということで、わかりやすくいえば彼らは、つねに異性をつけ狙うストーカーのような存在なのです。

このように空気中の酸素自身がすでにフリーラジカルを内蔵しているわけで、酸素がその強力な酸化力で硬い鉄をもボロボロに錆びつかせてしまう理由がおわかりでしょう。

そんな酸素が体内に入ると、さらに反応の強い〝活性酸素〟に変身するといわれています。そして他の物質と結びつきます。

たとえば酸素同士が結びつくとスーパーオキシド、水素と結びつくとヒドロキシラジカル、水と結びつけば過酸化水素となります。これらはみな活性酸素です。活性酸素がなぜ害になるかというと、それは〝酸化力が非常に強すぎる〟ということです。そこで学者さんの中には、活性酸素のことを「毒性酸素」と呼ぶ人もいます。

もちろん活性酸素自体が初めから〝悪玉〟というわけではありません。適量であれば、白血球やリンパ球などの免疫細胞と協力して、体内に入り込んできた病原菌（悪性細菌やウイルス）をやっつけてくれます。

たとえば白血球の一つである好中球《こうちゅうきゅう》は、体内に敵対的な異物（病原菌）が入ると殺す役割（食菌機能）を持っています。この好中球が異物を殺すために使う武器が活性酸素なのです。

外敵侵入のさい、免疫細胞の白血球（好中球やマクロファージなど）の細胞膜中のレセプター（受容体）に酵素からの信号が送られ、その信号によって活性酸素が発生します。これが異物の息の根を止めるわけです。役割としては〝善玉〟です。

でも必要以上に過剰に発生すると、同じ活性酸素がこんどは味方の白血球やその仲間であるリンパ球を攻撃し、正常な細胞にまで破壊の手を伸ばします。

さらに細胞のガードマン役である細胞膜内の脂質を攻撃し、これを損傷させるとさらに細胞本体のタンパク質やデオキシリボ核酸（遺伝子ＤＮＡ）、エネルギー製造工場であるミトコンドリアまで、むやみやたらに傷つけ、病変を起こします。活性酸素が毒性酸素と呼ばれる理由です。

私たちはこの〝過剰に発生した〟活性酸素を、わかりやすく「悪玉活性酸素」と呼んでいます。脳卒中・心筋梗塞も、この過剰に発生した活性酸素の攻撃によって脳や心臓の動脈が硬化し、コブとなって血流を阻害するために起こります。

ステビアは、この活性酸素の発生量を抑えるために役立つのです。

脂肪分の過酸化が恐ろしい

ステビアは、いわば細胞のガードマン役をつとめます。それは、活性酸素の攻撃から細胞を守る働きがあるからです。

私たちの体内に六〇兆個もあるという細胞ですがその一つひとつが、細胞膜によって守られています。これが健全に機能しないと、栄養分を細胞内に摂り入れたり、老廃物を捨てることもできません。

その細胞の膜は、タンパク質やさまざまな脂質でできています。脂質の中でももっとも多く、重要な働きをしているのが、不飽和脂肪酸です。

その重要な働きとは、まず細胞膜に迫ってきたものが、敵か味方かを識別する能力です。敵とはウイルスや細菌などのいわゆる病原菌です。これらの有害物質に対しては、細胞内膜に侵入するのを防ぐバリケード役をつとめます。

味方とは、細胞内のミトコンドリアでエネルギーをつくるのに必要な栄養分や酸素です。これはスムースに通します。またその逆に細胞内の老廃物をどんどん濾過《ろか》させます。さらに毛細血管の血液の粘りを調整して流れやすくする働きもあります。

ところがこんな働き者の不飽和脂肪酸にも弱点があります。それはとても〝酸化されやすい〟ということで、つまり悪玉活性酸素に狙われやすいのです。

そして活性酸素に襲われた不飽和脂肪酸は、すぐさま有害な「過酸化脂質」に変質します。読んで字のごとく脂質が活性酸素によって過度に酸化された状態です。はっきりいえば〝脂肪分のカス〟です。

カスになるだけならばまだいいのですが、脂質の過酸化が恐ろしいのは、単に一部の細胞レベルだけではなく、人体のあらゆる臓器に広がっていく可能性があり、生体の防御機能（免疫機構）を阻害していくことです。

また過酸化脂質はさらにさまざまな悪玉活性酸素を生成し、これが悪影響を及ぼします。スーパーオキシドから過酸化水素へ、さらに酸化力のもっと強い活性酸素である脂質ヒドロペルオキシドなどが発生し、将棋倒しのように連鎖反応で周囲の細胞を次々と攻撃していくからです。

こうして細胞膜というバリケードを打ち破った活性酸素は、こんどは細胞内の核にまで攻撃をかけてきます。

私たち〝生きているもの〟はすべて、細胞核の中に遺伝子（ＤＮＡ）を持っています。そこに入っている遺伝子は、〝肉体の設計図〟といわれるもので、私たち生物はこれによってその形態や性質を受け継いでいくのです。

毎日、生死をくりかえしている細胞の増殖には遺伝子（ＤＮＡ）が関係しています。しかしその遺伝子が有害物質で侵されると、遺伝子の塩基配列に狂いが生じてとんでもないことが起こります。

活性酸素の攻撃を受けることで新しい細胞の生産ラインが破壊され、変異した細胞が組織全体を破壊していくのです。いわゆる〝ガン化〟の状態です。

活性酸素はなぜ人体に過剰発生するのか？

では、どういったことが原因で活性酸素が人体に過剰発生するのでしょうか？

まず現代人の食生活の変化があげられます。その第一は農産物に生命力が少なくなってしまったことです。

野菜や穀物には、もともと強力な抗酸化作用がありました。つまり体内での「活性酸素消去酵素」の生産を助けて、活性酸素の暴走を食い止めていたのです。

たとえばニンジンやホウレン草に含まれているカロチノイド（ビタミンＡ）は、主として一重項酸素という活性酸素を抑えるのに役立っているといわれています。

果物に含まれるアスコルビン酸（ビタミンＣ）は、主としてスーパーオキシド（ＳＯ）という活性酸素を抑えるスーパーオキシド・ディスムターゼ（ＳＯＤ）の生成に役立っています。

穀物に含まれるアルファートコフェロール（ビタミンＥ）や、フラボノイド（ビタミンＰ）は主として過酸化水素を抑えるカタラーゼなどの生成に役立っています。

ところがこれらの植物が、農薬や化学肥料の大量使用によって、本来持っている抗酸化作用をいちじるしく失ってしまいました。生産性を上げ、早く大きくする促成栽培を狙い、そして見た目により美しいものをつくるために、除草剤や殺虫剤などの農薬や化学肥料（窒素化合物）を使っている農家が圧倒的に多いのが現状です。

本来、野菜や果物がおいしく育つためには土壌に力がなければならず、無農薬、有機栽培が望ましいのですが、農薬や化学肥料の大量使用によって土壌中の含有元素のバランスが崩れ、健康な人体になくてはならない微量元素が少なくなってしまうのです。

その点、ステビアは農薬や化学肥料の害を防ぎ、土壌を活性化することで生命力のある作物を生産します。だから体にいいのです。

さらに、食生活の〝簡便化〟による害も馬鹿になりません。たとえば私たちが日常的に摂っている食品、その中に含まれている食品添加物があげられます。食品の日持ちをよくしようとして使用されている合成保存料や着色料、細菌を殺すための殺菌剤などの添加物は、過剰な活性酸素を発生させるもとになります。

タバコの吸いすぎも害といわれますがそれはニコチンやタールの害のほか、煙が人体に入って過酸化水素を発生させるからです。また、過激な運動を長時間続けると活性酸素の発生量が多くなり、健康維持どころか逆効果になりかねません。

そのほか疲労、古くなった油物（過酸化脂質）の摂取、自動車の排気ガス、抗ガン剤の

大発生の悪玉活性酸素に負けない
自分の緊急対策を持て！

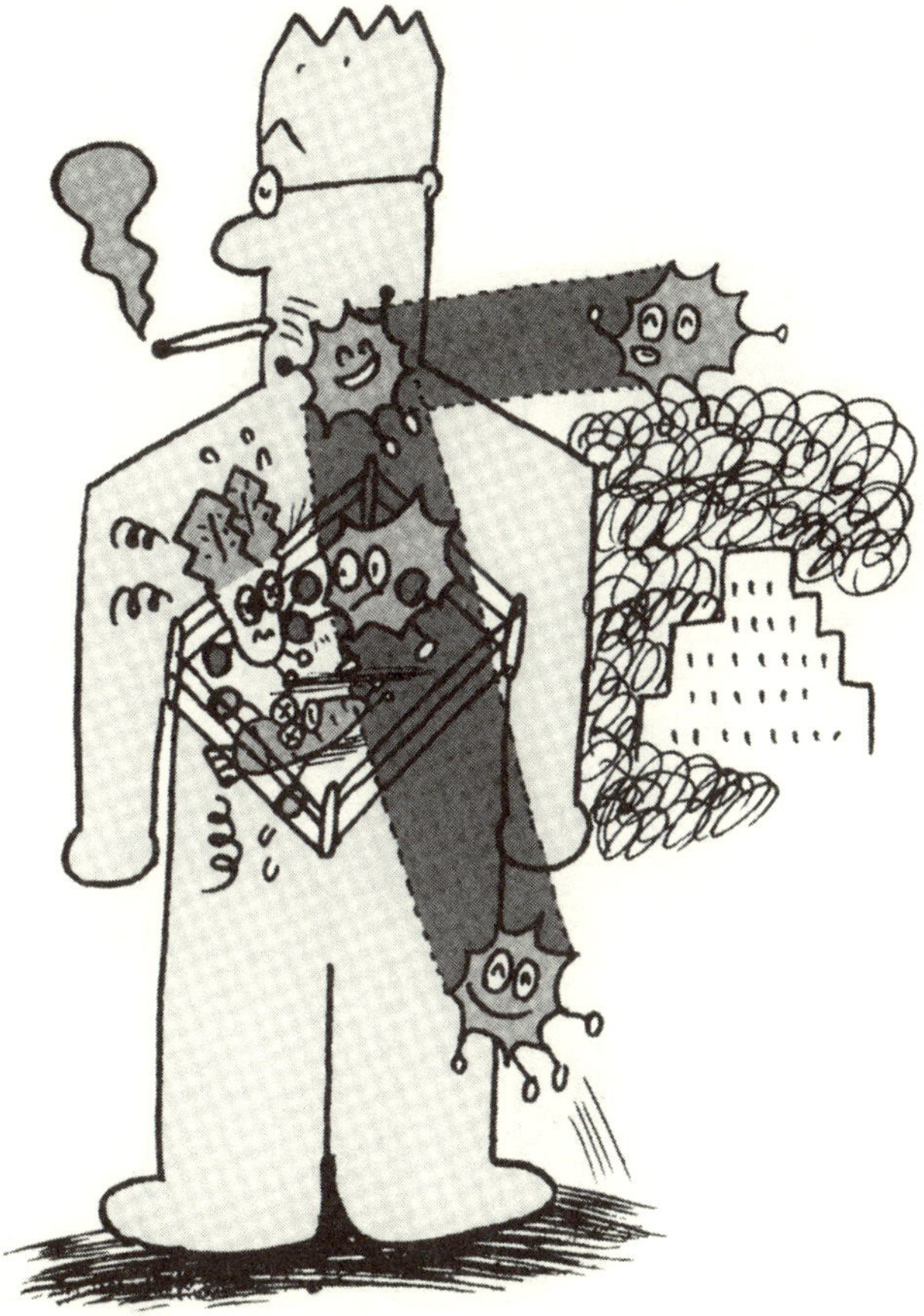

▷食品添加物、タバコ、排気ガス、薬、ストレス……こうした害につぶされないうちに対抗策を。

投与なども、余分な活性酸素を生むもとになりますから要注意です。大気汚染は、単に鼻の穴を黒くするだけではありません。

しかし、活性酸素に強いステビア草なら、こうした害を軽くしてくれるのです。

すべてはストレス、自律神経の失調から始まる

そして、現代人にとって、もっと大きな要素が「メンタルストレス」です。ステビアは「ストレスに強い」ことが実証されています。精神的なストレスが活性酸素を生み出す元凶でもあるからです。

私たちがストレスに見舞われると、自律神経の働きが乱れてきます。自律神経失調症です。不定愁訴《ふていしゅうそ》などともいいます。まず胃が痛くなり、次々に内臓器官がやられ、ホルモンなどの分泌が異常になって、連鎖反応を起こします。イライラしたり、他人を攻撃したり、逆にものごとを悲観的に考えて内にこもるようになったりと、体だけでなく精神のバランスにまで不調をきたすのです。

自律神経は交感神経と副交感神経でできています。交感神経は〝緊張神経〟で、血管を収縮させ、活動に備えます。副交感神経は、〝リラックス神経〟で、血管を弛緩《しかん》させ、休養や睡眠に備えます。

神経には、体性神経と自律神経の二つがあります。

体性神経とは、私たちの意志で動かすことのできる神経のことです。たとえば頭がかゆいとき、手を上げて頭をかく。目の前で子どもが倒れたら、助けようと手を伸ばす……。体内の筋肉（骨格筋を含む）に指令を出して体を動かすのは、すべてこの体性神経の働きです。

ところが一方の自律神経は、私たちの意志の力ではコントロールすることができません。心臓の鼓動を調整したり、肝臓の働きや胃腸などの消化器官の働きを支えています。

なかでも内臓筋をコントロールする力、たとえば心臓の鼓動を早くしたり遅くしたりして血液の流れを調整する働きは、私たちの生命に直接かかわっているだけに重大です。自律神経が正常かつ健全に機能してくれさえすれば、各臓器や器官に正しい指示や命令を出してくれるので、健康と生命の維持が可能となります。

この自律神経が強いストレスを受けると、交感神経と副交感神経の絶妙なバランスが崩れてしまいます。

この絶妙なバランスが崩れると、これが悪玉活性酸素をどんどん生産する原因になってしまいます。ストレスに対抗するため全身の細胞でエネルギーをつくり出そうとして、有害な排気ガスである活性酸素を過剰発生させてしまうのです。まさに現代人は、活性酸素の危険のまっただ中にいるといってもいいのです。

ところがステビア草は、活性酸素そのものの過剰発生を抑えるわけですから、したがってストレスにも強い――ということになります。

どうでしょう? これらのすばらしい抗酸化作用こそ、ステビアの魅力です。これは一つの朗報といえるのではないでしょうか。

もちろん、私は単に体験例だけで〝ステビア万歳〟といっているのではありません。医学的な裏付けがあります。そのことは、第3章以降に明示してあります。

第3章

大学研究室で続々と報告された〝抗酸化力〟の秘密

――大敵の〝脂質ヒドロペルオキシド〟を退治するために

◆老化を止める百歳食　その3◆

天然の恵み、ステビア草の健康にすぐれた数々の効果を究明していくとき、植物から授かった自然が与える力の大きさを強く感ぜずにはいられません。

われわれは人間が食べるあらゆる食品の「健康にいいか悪いか」を長年調べてきました。「病気と食の関係」についていろいろと学びました。ステビアに行き着くまでの過程で得た、知っておきたい健康常識のいくつかをお話ししたいと思います。

数ある〝健康常識〟の中には、ちょっとした誤解のあるものが結構あります。

いい例が、蜂蜜の中でも最高と言われるロイヤルゼリーです。〝女王蜂の蜂蜜〟――ネーミングからしてそそられますよね。むろんビタミンCだけでなく、体にいいものがたくさん入っています。ただ、「効き目を表すためには体重六〇キログラムの人で一日約一六〇グラム、毎日コップ一杯以上の量が必要」――という説があります。この、〝量の話〟が抜けているわけです。

また前述のように、〝頭がよくなる油分〟として有名なDHA（ドコサヘキサエン酸）やEPA（エイコサペンタエン酸）も、一ミリグラムの摂取にマグロのお刺身九人前が必要――と聞きます。単体での摂取はムリな話で、これもやはりほかの油分とのバランスが大事なようです。

自然食品にも毒はある――〝生野菜神話〟に隠された危険

昔から「自然のものなら必ず健康にいい」と信じる人がたくさんいます。これは正しくもあり間違ってもいます。天然の植物であるというだけですべて安全とは言い切れないからです。

植物も、この世に生を受けたからには子孫を繁栄させなければなりません。そこで人間や草食動物たちに食べられないように、いろいろと工夫をこらします。

たとえば笹竹です。京都の竹林に見られるように、風にサヤサヤと鳴って優雅な風情を見せてくれます。とくに竹の子（筍）は、シュンのものは食べれば格別の美味。若竹の筑前煮などは、思わず「タン」と舌鼓を打つほどの季節の風物詩です。

そこで親竹は考えました。子どもを何重もの皮でくるんで身を守らせます。皮をむかれると、こんどは強烈なアク（毒）で対抗します。さらには屋根がわらを突き破るほどの強烈な生命力でアッという間に急成長、若竹の時期を短くします。

そう言えば、あのほうれん草にはシュウ酸が含まれています。生で食べるとすぐカルシウムと結びつく成分です。尿道結石のもとになります。だからゆがいて食べます。

またゼンマイやワラビもアクを持っています。日に当たったジャガイモの皮や芽に含まれているソラニンも有害物質です。幸い、人間はその知恵でこれらの毒を取り除いて食べる方法を見つけ出しました。

でもその人間も毒キノコにはまったく歯が立ちません。食用になるヒラタケに姿・形が良く似たツキヨダケ、猛毒ナンバーワンで〝悪魔の天使〟の異名を持つドクツルダケ、〝行者ニンニク〟と誤食されがちなイヌサフラン、そして縄文時代の火焔土器の紋様に似た、その名もズバリ火焔ダケ…ETC。

いえ、そんな〝毒モノ〟でなくたって、野菜の生食はもともと結構リスクの高い食べ方です。

二〇一四年の夏、静岡市内で開催された花火大会。「ヒュー、シュルシュル、ドッカーン！」と夜空に美しくきらめく五彩の花弁。昔なら「玉屋ぁ〜！、鍵屋ぁ〜！」と酔いしれていた人々を見舞ったのは、「O‐157」による集団食中毒でした。

五〇八人が症状を訴え、一一五人が一時入院、六歳女児を含む五人が腎不全などを伴う「溶血性尿毒症症候群」を発症したそうです。原因は「ほぼ生に近い冷やしキュウリと見られている」と事故を伝える新聞記事にありました。

このニュースを見て、私たち研究会の仲間がこんなことを言っていました。「そう言えばオレのおばあちゃんは生野菜は食べなかったなぁ。生野菜は危険だっていうんだよ。だから野菜ものは必ず茹でていた」。

このように、「自然のものだから何でもいい」というわけにはいかないのです。

セルロース（植物繊維）を消化できたら、人間は草食動物になれる？

アフリカはケニアのマサイマラ国立公園。青々とした植物が茂る広大な高原です。「ドドッ、ドドッ」とアフリカ象などの巨大動物が大地を踏み鳴らす足音、固有種の猿たちの共演、そしてたて髪をなびかせるゼブラの疾走……。怖い肉食動物はいるものの、まずは草食動物たちの天下です。彼らは、野生の草を生食して生命エネルギーを得ています。野草のセルロースを分解してエネルギー源のブドウ糖（グルコース＝糖質）を生み出すことができるからです。天然の植物は抗酸化成分もたっぷりです。

セルロースは、植物の細胞壁の外側をしっかり支えている繊維です。草食動物が、このセルロースを分解できるのは、彼らの腸に住みついている微生物がセルロースを分解する酵素セルラーゼを作ってくれるからだと言います。

そこでもし私たち人間が、草食動物たちのようにこのセルロースを分解する酵素を手にすることができれば、世界の食糧難はたちどころに解消することでしょう。牛や馬と同じ食事で生命を維持し、サラブレッドのように軽快に走ることができる（？）となれば、これはまさに究極の食卓革命、ノーベル賞間違いなしですね。

もちろんいまのところは夢物語です。セルロースは、ブドウ糖が多数結合して長い鎖状になっています。これを分解するには三種類の酵素の働きが必要とされていますが、残念ながら人間の体内からはまだ発見されていません。

それにセルロースは噛んでも甘くもうまくもありません。草にはそれぞれ本来の味があるのですが、人間にはそれを感じ取ることができないからです。なぜかと言うと、腸では分解できても胃液で分解することができません。だから舌の味覚で味わうことができないのです。

ということは、うまいものが何でも食べられるような地域の人々にはほとんど意味がないでしょう。でも日常的に飢餓状態にある地域の人々にとって朗報であることは間違いありません。

問題は、セルロースを分解してくれる酵素をどうやって手に入れるか――ですが、ここにきて夢が広がる一つのヒントが見つかりました。アメリカのオンライン科学誌『プラスワン』に掲載されたこんなニュースがそれです。記事によると――

「マリアナ海溝は水深約一万メートルの世界最深部、チャレンジャー海淵に生息する甲殻類『カイコウオオソコエビ』が、木材などの繊維質を効率よくブドウ糖に変える新種の酵素を持っていることを発見した」――というのです。

つまりこのエビが持つ酵素は、「植物の主成分であるセルロースを分解して直接ブドウ糖に変化させることが可能だ」ということです。しかも「たった一種類の酵素でＯＫ」――だと。

発見者は、海洋研究開発機構の小林英城主任研究員らのグループ。小林さんは「木クズや紙クズからバイオ燃料を生産するなどの応用が期待できる」と語っていますが、これからもっと研究が進めば人間も野生の植物食でエネルギーをとれる、すなわち人間が長寿の草食動物になる可能性がふくらむではありませんか。

ますますステビア草の野草の力に期待が持てるように思います。

（１）ステビアの抗酸化活性の秘密がわかった

天の配剤、生物防御機構を立証する〝免疫力〟のしくみ

この章では、大学研究室での数々の実験データをもとに、ステビア草の高い抗酸化活性の秘密に迫ります。

ステビア草の含有成分の主役であるカリウム無機塩類は、前述のように現代の〝スーパー・ビタミン〟ともいうべき存在です。しかも従来の健康食品がターゲットにしてきたスーパーオキシド（SO＝活性酸素の一種）だけではなく、もっと悪質な脂質ヒドロペルオキシド（LOOH＝同）をも〝退治〟する効果を持つことが、実験の結果、確認されています。

またその補足説明として、活性酸素の害を封じこめる消去酵素や抗酸化物質、免疫力の話も参考になるはずです。ステビア草・エキスが長時間の熟成発酵を経た〝低分子食品〟であることも、ステビアの抗酸化活性を高めています。

現代病のほとんどが、日常の悪い生活習慣に起因していることはすでに述べました。そしてステビアは、その悪い生活習慣による害を軽減してくれます。

むろん、医学的裏付けはあります。しかし、医学的なメカニズムは、かなり難解な部分も多く、読者のみなさまにもなかなかわかりづらいかもしれません。

私たち研究チーム、そして私も、メディカル・ジャーナリストとして多くの医学書を読み、いろいろな医者、医学者のお話もうかがってきました。その結果わかったことを、できるだけわかりやすくご説明したいと思います。難しいかもしれませんが、ここもステビアの持つ抗酸化活性に直接関係している部分なので、ぜひ読んでいただきたいのです。

私たちの体が、ホメオスタシス（生体恒常化機能）という体全体の機能バランスによって守られていることは、前述のとおりです。

このホメオスタシスは、免疫系、内分泌系、代謝系、血管系など、人体生存の各系列を見事にコントロールしています。チームプレイの指揮官です。そしてこのホメオスタシスのコントロール機能を破壊するのが「活性酸素」というわけです。

ただ、人間の体は実にうまくできています。二重の〝生体防衛軍〟によって、活性酸素の害を防いでいるのです。2章とも少し重なりますが、大事なのでお話しましょう。

まず第一の防衛軍は、「酵素的防御機構」と呼ばれています。これは体内で自動的に生産される「消去酵素」（消化酵素ではありません）の働きのことです。たとえば男性の場合は、四二歳くらいまではこの消去酵素が活発に働いて、過剰に発生した活性酸素を処理（無害化）してくれます。

無害化とは、活性酸素のフリーラジカル（遊離基＝ハグレ電子）をペアーにして安定させ、酸化力を弱めることです

ところが四二歳をすぎるころから、この消去酵素の生産能力がガクンと落ち、働きも弱くなって悪玉活性酸素の暴走を止めることができなくなってしまいます。男四二歳を〝厄年〟とするのも、こうした体調の変化に由来していたのです。内臓諸器官に衰えが見え始

め、筋肉や神経も以前より鈍くなって病気にかかりやすくなるのです。病気にかからなくても確実に老化に向かいます。

一方、第二の防衛軍は「非酵素的防御機構」と呼ばれています。つまり抗酸化ビタミンやミネラル類の出番です。

まず代表選手は、「アスコルビン酸」（ビタミンＣ）です。その秘密は強力な酸化還元性で、ハグレ電子（フリーラジカル）と結合して過酸化しようとする分子から、ハグレ電子を強引にはぎとってしまう……ということになります。そのほか皮膚や骨などの結合組織になくてはならないコラーゲンの生成や、脂質の新陳代謝にもかかわっている大事な成分です。

アスコルビン酸は水溶性のため、脂質がほとんどの細胞膜中には存在できませんが、細胞膜の外側で待ちかまえていて、活性酸素が細胞を攻撃する前にこれを捕捉・消去することで、細胞膜の過酸化を未然に防ぎます。その結果、細胞膜の機能維持に貢献しているわけです。

ビタミンＣが果物、とくに柑橘類《かんきつるい》に多く含まれていることはご存じのとおりです。

二番手は「アルファートコフェロール」（ビタミンＥ）です。アルファートコフェロールは脂溶性（水には溶けません）で、小麦などシリアル（穀物）の胚芽油や大豆などの植物性油、および魚油に多く含まれています。ドコサヘキサエン酸（ＤＨＡ）やエイコサペンタエン酸（ＥＰＡ）などはその宝庫です。

ビタミンＥは〝老化防止ビタミン〟とも呼ばれ、これが血管の細胞の中に十分あると、血液の粘度を下げて血液の循環がよくなり、血管のしなやかさを保てます。抗酸化ビタミンの中では一番効果が強いといわれています。

でも体内で生成することができないので、すべて食物から摂るしかありません。ビタミンＥは脂溶性なので細胞膜に存在して、膜内に発生した活性酸素を消去し、脂質過酸化の連鎖反応を効率よくストップさせてくれます。

三番手は「カロチノイド」（ビタミンA）です。ベータ・カロチンはこの仲間です。アルファ－トコフェロールとカロチノイドは、お互いに協力し合って相乗的な抗酸化作用を発揮します。そして四番手は「フラボノイド」（ビタミンB_2）です。

ステビアには、これらのビタミンやミネラルなど、数多くの抗酸化物質が含まれているのです。

抗酸化食の限界を乗り越えるために

活性酸素の害を防ぐためには、抗酸化物質を含むビタミンやミネラル類をたくさん摂取する必要があることもご理解いただけたことでしょう。

そして、いくら優れた抗酸化物質でも、単体での摂取では限界があります。必要なのは複合効果です。そしてステビアは、その複合効果を持っています。

識者の話や新聞報道などによると、たとえば非常に強い抗酸化活性を発揮するビタミンC（アスコルビン酸）も、前述のように生野菜だけで摂ろうとすると、毎日サラダボウル五～六杯は食べなければならないわけです。煮たり加工したりしたらなおさらです。また摂りすぎると胃酸過多になったり、腎機能が低下してしまうこともあるといいます。

ビタミンAの元になるベータ・カロチンも、大量に摂りすぎると喫煙者の肺ガン発生率を高め、妊娠三ヵ月前後だと先天性異常を持つ赤ちゃんが生まれる可能性あり（？）と疑われています。あるいは「大腸ガンの抑制にはなるけれども、十二指腸ガンを誘発する確率がグンと高くなる」――と京都府立医科大の研究にあります。

そこで私たちは〝第三の防衛軍〟を派遣して抗酸化ビタミンの働きを助け、さらに足りないところを補ってやらなければなりません。それがビタミン以外の抗酸化食品です。でもその抗酸化食品にも問題があります。

たとえば大豆はリン脂質たっぷりで、〝生命の基礎的物質〟のひとつであり、抗酸化性のＩＱ食品としても知られていますが、過剰摂取で甲状腺からヨードの排泄を促進してしまう作用があります。

骨や歯に必要不可欠なカルシウムも、多すぎると高血圧や心臓病に悪影響を与えることがあります。

たしかにカルシウムが不足すると神経症や躁鬱症を招きますし、記憶力や学習能力が低下するのは事実です。

でもその一方で、脳細胞の中に必要以上にたまると石灰化が起きて、脳神経の働きを阻害するケースが判明しています。解剖の結果、アルツハイマー患者の脳に、この石灰化の傾向が多くみられています。

またカルシウムはマグネシウムと一緒に摂らないと、逆に栄養のバランスを崩してしまうといわれています。

要するに、すべては〝バランス〟です。健康な人体は絶妙の生体機能の上に成り立っていますから、このバランスをとってくれる抗酸化食品が望まれているのです。

たとえば健康な人の血液は、すでにご説明したとおり弱アルカリのＰＨ七・三五〜七・四五に保たれています。ＰＨ（ペーハー）は、水素イオン濃度のことで七・〇が中性、それ以下が酸性、それ以上がアルカリ性となっています。

この範囲を超えると体調不良になるので、腎臓や肺、骨や血液自身が、つねにＰＨ七・

四五前後に保つ調整機能を持っています。

酸性の物質が入ってきたときは、肺が炭酸ガスを出し、腎臓は水素イオンを排出して炭酸イオンやナトリウムを吸収するなど、敏速な行動を開始します。でも体調不良のときはうまく働きません。

コレステロールも、いわゆる〝善玉〟が不足すると脳や心臓の疾患に輪をかけます。善玉コレステロールは血管の細胞膜を構成する大事な成分ですから、少なすぎると活性酸素の攻撃を受けて脳出血などの原因になってしまうわけです。つまりコレステロールは、多すぎても少なすぎても困るのです。

つまり、いま求められている抗酸化食品とは、単体での補給でなく、総合的に体内バランスをとってくれる食品――ということになります。そしてそれこそステビアなのです。

そこで次に、その根拠となる実験結果についてお話ししましょう。

ステビアの抗酸化活性を追う――東北大の実験データが示すもの

すでにお話したように、「ステビア」は、その葉が低カロリーの天然植物性甘味料として、あるいは土壌改良剤、家畜飼料、果物栽培資材などで使用されてきました。

東北大学農学部水産化学研究室のグループは、「ステビア草の代謝系の構成が他の植物とは大きく異なっているのではないか」というひらめきを元に、その研究過程の第一歩を記しました。

ステビア草は、それまでは「葉」のみが甘味料原料として利用され、「茎」は廃棄されていましたが、東北大学農学部水産化学研究室では、この植物の未利用部分の茎の有効利用の一環としてその抗酸化性を検証したところ、ステビアの茎の熱水抽出物（ステビア抽出液）の活性は、ステビアの葉や、比較のために用いた緑茶の抗酸化活性より非常に強いことが判明したのです。

次に、茎と葉を八対二の割合で混合し、熱水抽出、濃縮、発酵熟成を施したステビア抽出末を、酸化的ストレスを受けたニジマスに投与したところ、血清中の過酸化脂質含有量の低下が認められたのです。

以下は、その研究発表論文『ステビア抽出末の抗酸化機構と無機塩の抗酸化性』を要約したものです。

実験に使われたのはニジマスです。なぜニジマスかというと、ニジマスならば世界中どこでもほぼ同じ条件で実験ができる――ということです。

ニジマス以外の魚の場合、生息海域が異なると餌《えさ》もプランクトンも異なり、生息海域の温度も異なります。また親と子で体長も違いすぎ、実験に向かないからです。

また酸素濃度が低い水中で生息する魚類は、活性酸素の害にさらされる機会が陸上に比べて少ないと考えられがちですが、魚の体内には酸化攻撃に弱い高度不飽和脂肪酸が多く含まれており、活性酸素が少量でも大きな影響を受けます。つまり抗酸化実験に向いているのです。

東北大グループは、このニジマスを、新鮮な魚油を餌に一〇%加えて与えた群区（平均体重五・六グラム）と、すでに酸化してしまった古い魚油を餌に同一〇%加えて与えた群区（平均体重六・五グラム）との二つ、各二〇尾ずつに分けました。

さらにその両方の群区を「ステビア抽出末を餌に加えた群区」と「ステビア抽出末を餌に加えなかった群区」に分け、一日三回飽食量を与えながら五週間飼育しました。

その結果、新鮮魚油飼料グループでは、ステビアを与えた群区のニジマスは、そうでない群区のニジマスより、体重で一四三%増えました。また古い魚油飼料グループでは、ステビアを与えた群区は、そうでない群区に対して体重増加率一六七%を記録、新鮮魚油飼料グループさえも上回ったのです。

逆にステビアを与えない群区のニジマスは、悪玉活性酸素の強いストレスで不飽和脂肪酸が大きく過酸化して、成長できないことがわかりました。

そしてステビアを投与した群区では、新鮮魚油群区も古い魚油群区もともに、肝臓や血

緑茶の５倍！ステビアの抗酸化活性パワー

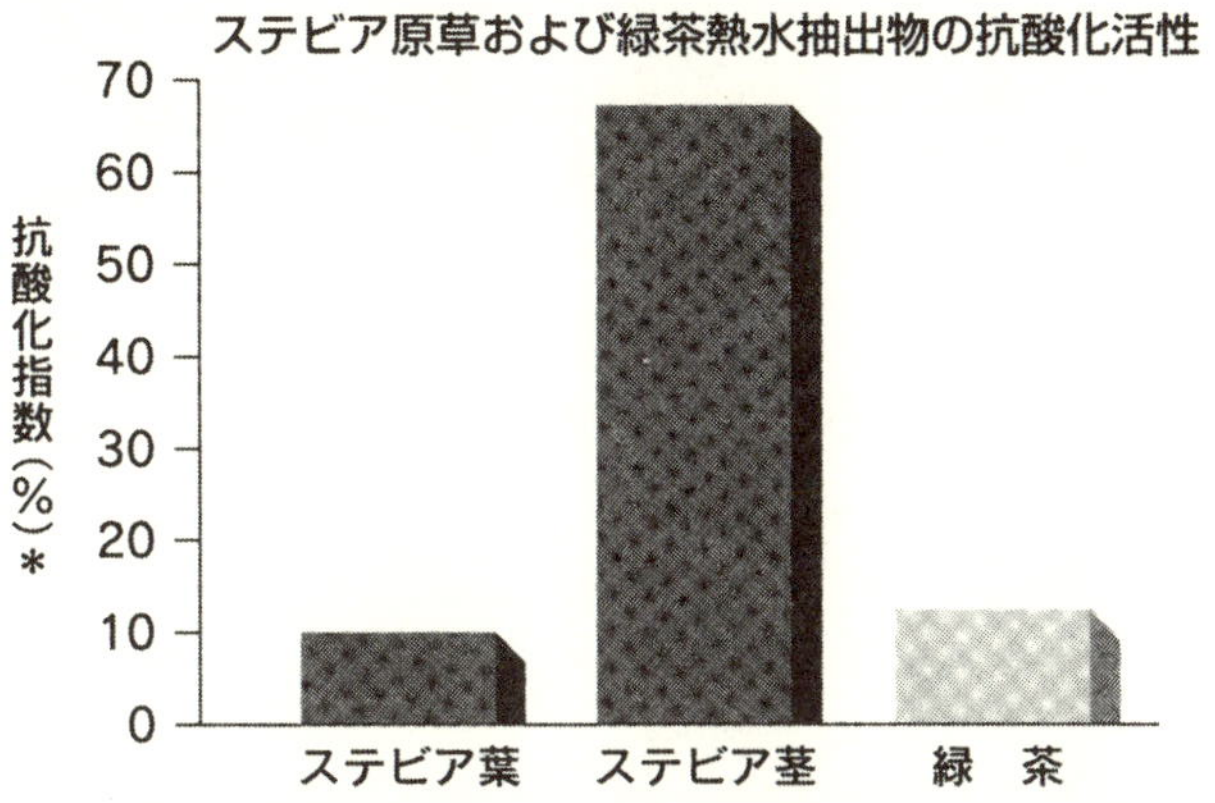

＊熱水抽出固形物を1000ppm 使用し、6日後の対照区に対する値で表示

「食品と開発」VOL. 31 NO.10より

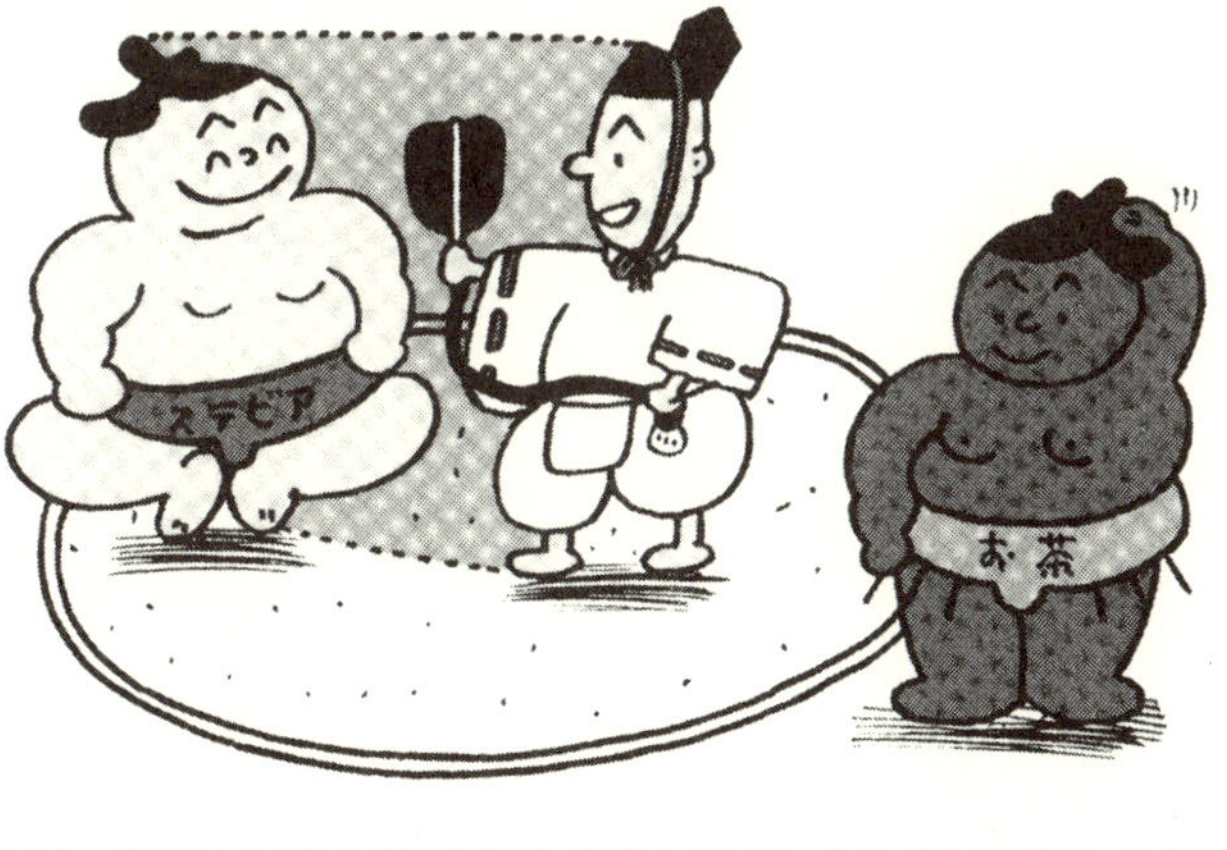

▷上は、すでに有名な抗酸化物質「カテキン」を含む緑茶との比較データ。ニジマスの実験でも、体内の酸化を抑える優れた結果が……。

液中での不飽和脂肪酸の過酸化量が著しく低下しました。このことは、ラットでの肝臓摘出実験でも裏付けられています。

つまりステビアには、悪玉活性酸素の増加を防ぐ強い抗酸化有効成分が含まれていることが、実験によって証明されたのです。しかもその効果度は、すでに抗酸化活性が認められている緑茶（熱水抽出物）の五倍にもなりました。

また新鮮魚油飼料グループで、低酸素の水の中でニジマスがどれだけ長い時間生きられるのかの実験を行ったところ、「ステビアを投与しない群区」の四・八八分に対して、「ステビアを投与した群区」では六・五七分に延びたのです。ステビアは低酸素耐性も大幅に向上させることが証明されたのです。

しかも実験の副次効果として、ステビアは葉っぱよりも茎のほうが、およそ五倍も抗酸化指数が高いことが判明したのです。

魚油を制すればすべてを制す

それにしても「抗酸化活性の実験になぜ魚や魚油なのか？」とお思いでしょう。ご説明します。

まず、自然界に存在するものの中で、油はとくに腐りやすい成分だということです。食用油にも、魚油、動物油、植物油がありますが、もっとも腐りやすい（酸化しやすい）のが魚油です。もっとも過酷な魚油の酸化を抑えることができれば、動物油、植物油の酸化を簡単に抑えることができるからです。

活性酸素による酸化を抑制する方法が確立できれば、老化、痴呆症、あらゆる現代病、慢性病を予防し、また治療にも大きく役立てることができます。

そこで東北大グループは、さらにステビアのリノール酸に対する抗酸化活性を調べることにしました。不飽和脂肪酸の代表であり、しかももっとも量の多いリノール酸は体内でもっとも酸化しやすく、しかも現代人の食生活では過剰摂取の害が叫ばれています。〝食べすぎると血栓をつくりやすい〟といわれています。ステビアがリノール酸の酸化を軽減することができれば万々歳です。

その結果、同グループはリノール酸に対してステビア抽出末二〇〇〇ＰＰＭの添加で、なんと抗酸化指数およそ一〇〇という数値を得ました。これは最高の数値です。しかも温度七〇度で六日間、リノール酸の酸化はほとんど進行しませんでした。

さらにアルファ－トコフェロールとの併用効果を調べたところ、こちらはステビア抽出末、アルファ－トコフェロールともにたった四〇ＰＰＭの添加という少量で、抗酸化指数七六という数値を示したのでした。アルファ－トコフェロール単体（四〇ＰＰＭ）での抗酸化指数は五〇ですから、七六は相当いい数値であることがわかります。

次に同グループは、ステビアの魚油に対する抗酸化活性を調べました。というのも私たちは、魚油や青魚の食品としての摂取に興味を持っているからです。

私たちの体にとって都合のいい脂肪酸は、イワシ、アジ、サバなど背の青い魚に多く含まれている「エイコサペンタエン酸＝ＥＰＡ」や「ドコサヘキサエン酸＝ＤＨＡ」といった「オメガ３」不飽和脂肪酸です。これは肉の脂肪酸とは逆に血液の濃度を下げて脂肪分の粘り気を和らげ、血液を流れやすくしてくれることで知られています。

エイコサペンタエン酸やドコサヘキサエン酸等、オメガ３脂肪酸の主成分はアルファ−リノレン酸です。アルファ−リノレン酸は、リノール酸の過剰摂取の害を中和してくれることがわかっています。またリノール酸中のアラキドン酸生成量を減少させて、血管壁での血液凝固を防いでくれることがわかりました。

さらに血中の悪玉コレステロールを減らして、動脈に血栓ができるのを予防してくれる——と医学書にあります。赤血球の細胞膜にこのエイコサペンタエン酸などがとりこまれると、赤血球がより柔らかくなって細い末端の血管へも通りやすくなります。

一九七〇年代に入って、北米のイヌイットの疫学調査で、いわゆる青魚に多く含まれるドコサヘキサエン酸やエイコサペンタエン酸などに、心筋梗塞を防ぐ力があることもわか

体によくない「油の酸化」も強力に防止！

ステビア抽出末のリノール酸に対する
抗酸化効果（70℃、6日）

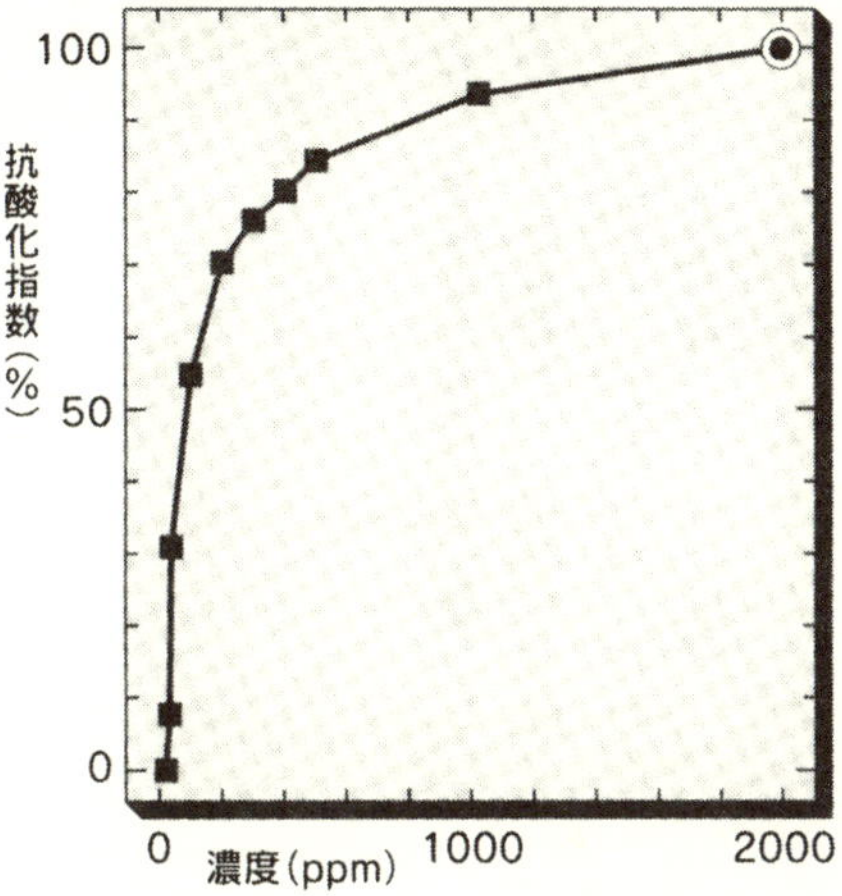

ステビア抽出末のマイワシ油に対する
抗酸化効果（40℃、4日）

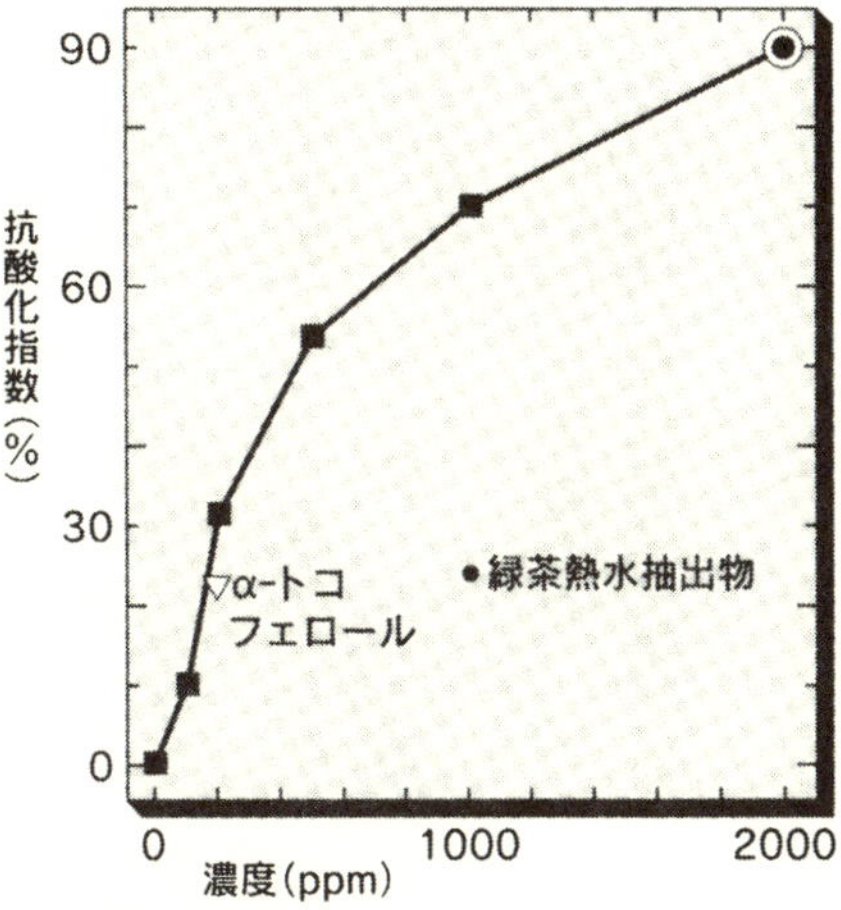

いずれも「日本食品科学行学開始」第45巻第5号より

ってきました。

問題はこのドコサヘキサエン酸やエイコサペンタエン酸もまた、基本的にとても酸化されやすい成分だということです。

しかし、もしステビアがその酸化を防ぐことができれば、魚油の有効成分を十分に活用することができます。私たちの研究目的もそこにありました。

そして結果は予想通りでした。マイワシの魚油に対するステビアの抗酸化活性では、ステビア抽出末を二〇〇〇PPM添加した場合、九〇という最高度の指数を示しました。これは緑茶の熱水抽出物やアルファートコフェロールの約四倍の抗酸化効果です。

ステビア液は、魚油の酸化を防ぐ力を示したといえるのではないでしょうか。

開発者が、長い時間をかけ、私財を投じてこのステビア研究に没頭した結果、ステビアに賭けた〝可能性の予見〟が、いま次々と実証されてきたのです。

抗酸化物質の新発見、時代はいま抗〝LOOH様〟食品が要る

すでにご紹介したとおり、抗酸化食品というと、これまでは〝SOD様〟食品というのが中心でした。しかしこれからは、流れが変わりつつあります。

少しおさらいしますと、〝SOD様〟というのは、活性酸素の一つであるスーパーオキ

シド（ＳＯ）を消去する、スーパーオキシド・ディスムターゼ（ＳＯＤ）という消去酵素に似た物質――ということです。

「活性酸素の中では、スーパーオキシドの発生量が一番多い」という理由で、「このスーパーオキシドを退治する力のある抗酸化食品を食べていれば、活性酸素対策は万全」ということなのでしょう。

たしかにスーパーオキシドは発生量が一番多い活性酸素です。でもそれは、スーパーオキシドが「一番最初に発生する活性酸素である」ということにすぎません。

つまりスーパーオキシドは、さらに別の物質と反応し、他の活性酸素へと次々に姿を変えてゆくものなのです。そして姿を変えるたびに強い酸化力を身につけ、より始末に悪い厄介者となっていきます。しかもその変化のスピードと広がりは、〝カスケード（滝）反応〟とか〝ドミノ倒し反応〟といわれるくらいです。

つまりスーパーオキシドばかりターゲットにしていてはダメだということです。〝ＳＯＤ様〟食品はもちろん大事ですがそれよりも活性酸素の変化に対処できる抗酸化食品がいま求められています。

そして東北大グループの実験では、ステビア抽出末にはこうした変化の動きを封じ込める、強い抗酸化活性があることがわかりました。たとえばジフェニール－２－ピクリルヒドラジル（ＤＰＰＨ）という物質に対する抗酸化活性ですが、ステビア抽出末四〇ＰＰＭ添加のとき、およそ八〇％の捕捉率を示したのです。

ジフェニール－２－ピクリルヒドラジルというのは、比較的安定したフリーラジカルですがその分子組成は強力な酸化力を持つ脂質ヒドロペルオキシド（ＬＯＯＨ）ととてもよく似ています。抗酸化活性を調べる実験で、学者がよく使う物質です。

実験の結果、ＤＰＰＨラジカルの、〝ハグレ電子〟が見事に捕捉されて、水素を含む安定化合物になってしまったのです。〝ＳＯＤ様〟食品を超えた――といっても過言ではありません。これからは抗〝ＬＯＯＨ様〟食品の出番ということになります。

(2) スーパー・ビタミン効果と〝免疫草〟の秘密

〝スーパー・ビタミン〟のひとつのカギは、カリウム無機塩類《むきえんるい》だった

これらの実験結果を見ると、「ステビア抽出末には、〝スーパー・ビタミン〟（超ビタミン＝つまりビタミンを超える存在）とでもいうべき物質が含まれているに違いない」と考えざるを得ません。

東北大グループの分析では、ステビア草抽出液にはカリウム、ナトリウム、マグネシウ

悪玉中の悪玉、活性酸素、
“LOOH”にすぐれた捕捉効果！

ステビア抽出末のDPPHラジカル捕捉効果

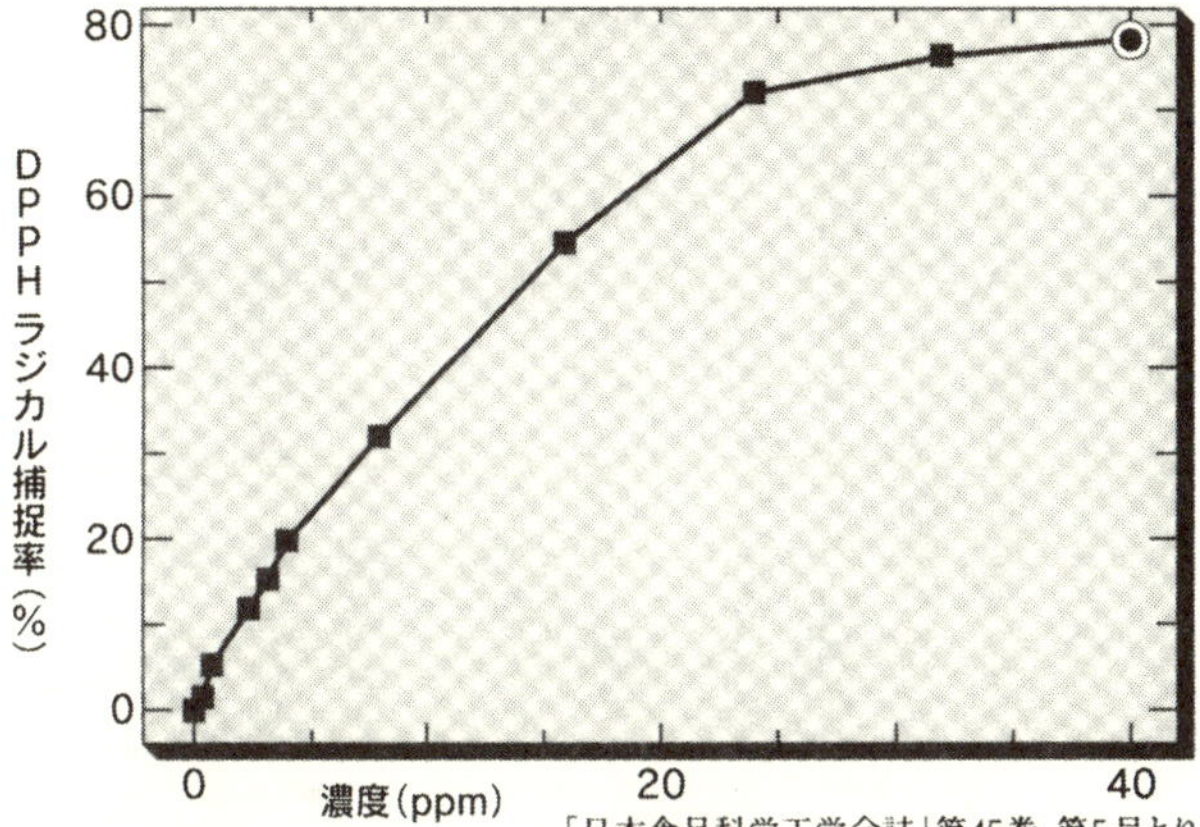

「日本食品科学工学会誌」第45巻　第5号より

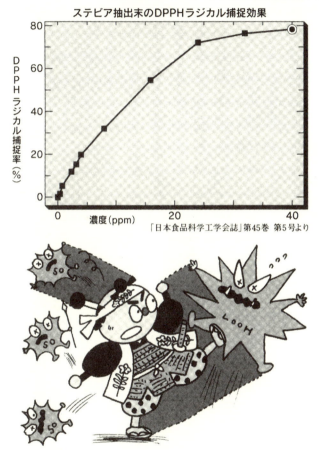

▷DPPHはLOOHとよく似た構造を持つ物質。“SO（スーパーオキシド）”より極悪な“LOOH”を抑え込む食品として、期待を集める注目のステビア・データ

ムなどの無機塩類が含まれていることが判明したのです。

さらにいま注目のポリフェノールをはじめ、アルファートコフェロール（ビタミンE）、フラボノイド（ビタミンB_2）、ベータ・カロチン（ビタミンA）、ピリドキシン（ビタミンB_6）、ナイアシン（ニコチン酸）、ビオチン、パントテン酸などのビタミン類や、ナトリウム、マグネシウム、カルシウム、リン、鉄分などのミネラル類、また酢酸、天然酵母……などが検出されています。

これらの成分の中で、私たちがもっとも注目したのが、高濃度のカリウム無機塩類でした。なにしろ含有量が一〇〇ミリリットル中に二二〇〇ミリグラムと、ダントツに多いのです。まず、こうした無機塩類の抗酸化活性を調べることからはじまりました。

その結果、二・五日間の実験では炭酸カリウムで抗酸化指数八七、炭酸水素カリウムで同六八、塩化カリウムで同一九の指数を得ました。またリン酸ナトリウムでは抗酸化指数五七、炭酸ナトリウムでは同一九でした。とくに炭酸カリウムの抗酸化指数は、炭酸カリウムを二〇〇〇ＰＰＭ添加した六日間の実験では、なんと抗酸化指数およそ九九と、リノール酸の酸化をほぼ阻止することができたのでした。

抜群の結果を示したのは、なんといっても炭酸カリウム（カリウム炭酸塩）でした。

そこで考えられるのはカリウム無機塩類が多量に含まれているステビア抽出液の強力な

抗酸化活性の主役は、数あるカリウム無機塩類の中でも炭酸カリウム（カリウム炭酸塩）が主役ではないか――ということです。

しかし、この厳密な科学的実証は、まだこれからです。ステビア抽出液に強い抗酸化活性があることは確かですがそれがカリウム炭酸塩によるとはいい切れません。ステビアには多量のカリウムは存在しますがそれが「炭酸塩」であるか否かは、確認は極めて困難です。試薬を使った実験でカリウムの抗酸化活性を調べてみたところ、炭酸塩であったということであって、必ずしもステビア抽出液に炭酸塩の形で存在するかどうかはまだ不明なのです。

ただ、これだけははっきり言えます。

「ステビア抽出液の強い抗酸化活性は、ポリフェノール類に加え、多量に含まれるカリウム塩によることが考えられる。カリウム塩については、数々の化合物について抗酸化活性を調べたが、炭酸塩が最も強いことが確認された。ステビア抽出液でもカリウム炭酸塩が抗酸化活性に大きく貢献していることが考えられる」――と。

私たちの体の組織には、約二〇種類のミネラル（無機質）が体重の約四％存在していて、体内の化学反応に必要な役割を果たしています。ミネラルの中で、カルシウム、リン、ナトリウム、カリウム、イオウ、マグネシウムは、人体のすべての組織や体液に含まれ、それぞれ重要な生理機能をつとめています。なかでもカリウムはナトリウムとともに、血液や体液のコントロールの役割を果たしています。

またカリウムは体内ペーハー（PH）のバランス調整を行っています。体内水分のバランスやペーハーのバランスが崩れることになると、神経細胞や筋肉細胞に機能不全を起こします。その影響は、排尿や排便がうまくいかなくなり、血圧が上がる、体がだるくなる、不整脈や動悸……などを起こします。

筋無力症、腸閉塞、そして知覚が鈍くなり、反射機能の低下を招くこともあります。また、カリウムは糖尿病にかかわるインスリンというホルモンの働きもよくするため、糖尿病の予防という意味でも欠かせないものです。

カリウムはさらに、余分なナトリウムを体外に排泄して血圧を下げる働きもします。日本人は欧米人に比べ、食事に含まれる食塩の量が多く、とくに塩分の多い干物や漬物をたくさん食べる東北地方では、昔から高血圧や脳卒中の患者が圧倒的に多いといいます。

ところが青森県では、他の東北の県と比べてこうした患者が少ないのです。これは、青森県特産のリンゴに含まれているカリウムが、余分なナトリウムを体外に排出させるからだと考えられています。このように、カリウムには体内のナトリウムの量を調節する働きがあるので、血圧を上げる塩分の害を上手に防いでくれるのです。

“免疫草”が秘めていた　これだけの有効成分とその可能性

ステビア濃縮液成分表（100ml 中）

カロリー	47Kcal	ナトリウム	22mg
βカロチン	54μg	**カリウム**	**2200mg**
ビタミンA	30iu	パントテン酸	1.8mg
ビタミンB_2	0.28mg	酢酸	0.37%
ビタミンB_6	0.36mg	乳酸	0.85%
ビタミンE	0.17mg	重金属（pb）	10.00ppm以下
ナイアシン	3.9mg		
ビオチン	17.4μg	カフェイン	検出されず
リン	200mg	砒素	検出されず
カルシウム	120mg	酵母　他	
鉄分	1.3mg		

参考データ：無機塩のリノール酸に対する抗酸化効果（70°C、2.5日）

無　機　塩	濃度（ppm）	抗酸化指数
K_2CO_3（炭酸カリウム）	**2000**	**87**
$KHCO_3$（炭酸水素カリウム）	2000	68
Na_3PO_4（リン酸ナトリウム）	2000	57
Na_2CO_3（炭酸ナトリウム）	1000	19
KCl（塩化カリウム）	2000	19
NaCl	1000	ND*
$CaCl_2$	1000	ND
$MgCl_2$	2000	ND
$MgSO_4$	2000	ND

*ND：活性が認められない　　「日本食品科学工学会誌」第45巻　第5号より

カリウムは、野菜、柑橘類など多くの食品に含まれていますが、体重七〇キログラムの人で一日約一～三グラム摂取しなければなりません。バランスよく摂っているつもりでも、実は欠乏ぎみの人が多いのです。

精製加工食品の増加などで、もともと含有しているミネラルやビタミンが失われがちになっていること、添加物の多い食品が増え、それを解毒するために大切なミネラルやビタミンを消費してしまいやすいことなど、原因はさまざま考えられます。

つまり摂取量が少ないうえに、体内の消耗量は多いという悪循環。そこでカリウム炭酸塩をたっぷりと含んだステビアが価値を持ってきます。そこから私たちは、これらの無機塩類をあえて〝スーパー・ビタミン〟と命名し、その〝スーパー・ビタミン〟を含有するステビアに〝免疫草〟の名称を与えたのです。

ステビアが秘めた力——体内へのチャレンジ

すぐれた抗酸化食品も単体で摂取するより、複合して摂ることのほうが効率がいいことは解っています。ステビアの力も、まさにこれと同じといってよいでしょう。

カリウムについで含有量が多いのが、リンです。リンはカリウム、ナトリウム、カルシウムと並ぶ四大ミネラルの一つです。ステビア液一〇〇ミリリットル中、二〇〇ミリグラ

“スーパービタミン”!?
含有するカリウム炭酸塩の驚くべき潜在能力

炭酸カリウムのリノール酸に対する抗酸化効果（70°C、6日）

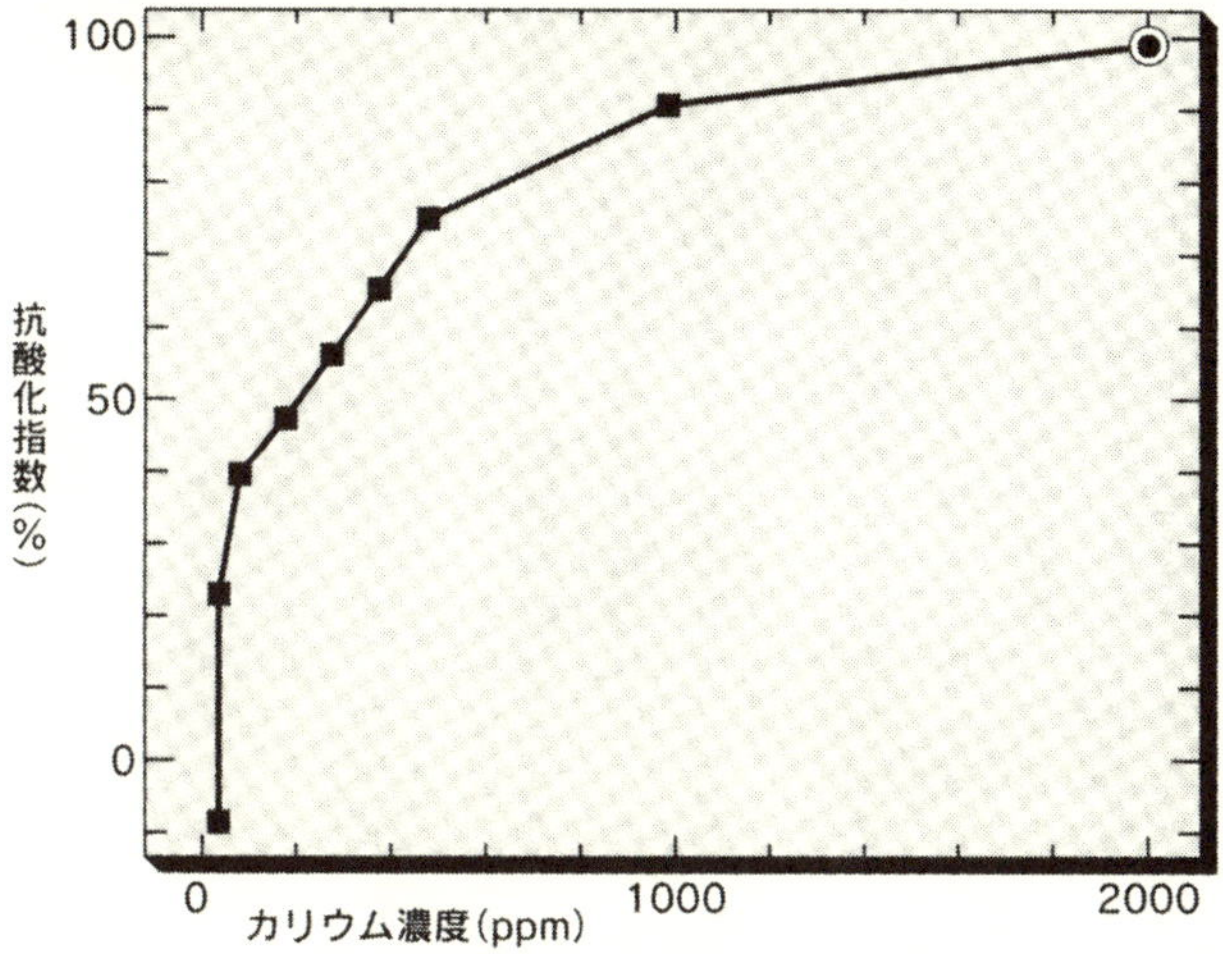

「日本食品化学工学会誌」第 45 巻　第 5 号より

人体に不可欠なカリウムの主な役割

1. 細胞内液の酸、塩基のバランスをとる
2. 細胞内液の浸透圧の調整をする
3. 筋肉の収縮および神経の刺激伝達の役目をする
4. 細胞内でタンパク質の合成にかかわる

ム含まれています。

リンは細胞のリン脂質や核酸の成分となり、脂肪と糖質の代謝を助けます。心臓を規則正しく働かせるなど生体機能の促進になくてはならないミネラルですが、不足すると歯が弱くなり、骨折を招きやすくなります。さらに、腸壁からの栄養分の吸収も悪くなってしまいます。

カリウム、リンに次いで多いのがカルシウムで、一〇〇ミリリットル中一二〇ミリグラム含有されています。カルシウム不足になると細菌やウイルスに対する免疫力が低下し、アレルギー、アトピーといった症状、リウマチ、神経痛、そして歯痛の原因にもなります。イライラやヒステリーもカルシウム不足からといわれています。

近年、急速に増加している骨粗鬆症は、中高年のみならずダイエットにはげむ若い女性の間にも多く見られるようになりました。成人一人当たり六〇〇ミリグラムのカルシウムが必要とされていることに対して、絶対的摂取量が不足しているのです。

体内のカルシウムの九九％が骨と歯に含まれており、残りの一％が血液中に含有されていますが、血液中のカルシウムが不足すると骨や歯から補うことになります。カルシウムが日常の食事などから摂取されにくい状態が続くと、カルシウムを取られた骨や歯はしだいにボロボロになっていきます。これが骨粗鬆症《こつそしょうしょう》です。

骨から溶けだしたカルシウムは血液の濃度の変化を招き、動脈硬化をひき起こすことさえあります。市販のカルシウム剤を購入して利用する方も増えていますが、しかし単体だけを大量に摂取しても、かえってミネラルバランスを崩してしまうことがあるので危険です。

マグネシウムも不足しやすいミネラル分です。しかもカルシウムの定着にはマグネシウムの力を借りなければなりません。また胃の内壁筋肉の働きをコントロールしています。不足すると吐き気が現れます。頭痛の原因もマグネシウム不足です。頭部の筋肉が緊張している証拠です。二日酔いの日など気分の悪い頭痛に悩まされますが、これはアルコール分解物質のアセトアルデヒドの影響や睡眠不足によって、体内から水分とマグネシウムが失われたときによく起こります。ストレスやアルコールの摂りすぎもマグネシウム不足の原因になります。

もちろん含有するビタミン系も、それぞれに重要な役割を持っています。アルファートコフェロール（ビタミンE）は前述のとおりの強力な抗酸化作用を持っていますし、ピリドキシン（ビタミンB_6）はアルコールと肝臓の悪い関係を断《た》ってくれます。

大酒を飲むと、肝臓はアルコールという異物を取り除くために、急激に大量の活性酸素を発生させます。このとき、活性酸素の調節能力のある抗酸化力が少ない人は、肝臓の細

成　分	主な生理作用	もし欠乏すると…
カリウム	心臓・筋肉機能の調整	筋力低下、筋無力症、腸閉塞、知覚が鈍くなり反射機能の低下
リ　　ン	生体機能の促進	歯が弱くなる、骨折しやすい、腸の吸収障害
カルシウム	歯・骨の強化促進	骨《こつ》粗《そ》鬆症《しょうしょう》、骨軟化症、神経過敏、イライラ
マグネシウム	遺伝子の合成酵素反応に作用	栄養の代謝が遅れる、充血、けいれん、不整脈
α-トコフェロール（ビタミンE）	血液循環の促進、老化防止、肌につや	ホルモンに悪影響、赤血球破壊、冷え性、血圧に悪影響、抵抗力の低下、筋肉痛、循環器機能障害、シミ、しもやけ
ピリドキシン（ビタミンB_6）	肝機能の強化、脂肪の代謝の促進	湿疹、口角炎、貧血、脂性皮膚炎、ひび、疲労、フケ
フラボノイド（ビタミンB_2）	目・皮膚・口内の粘膜の強化促進	疲れ、動悸、息切れ、手足のしびれ、皮膚炎、口内炎、角膜炎、ニキビ、眼精疲労、口臭、むくみ、かゆみ

＊「ステビア草・エキス」にはさらにアスコルビン酸（ビタミンC）が加えられています。

「ステビア草・エキス」に含まれている天然成分の働き

成　分	主な生理作用	もし欠乏すると…
ベータ・カロチン（ビタミンA）	ガン細胞抑制、細胞の正常化、目の健康維持	抵抗力の低下、呼吸器・消化器の障害、皮膚の角質化、小ジワ
ナイアシン（ニコチン酸）	神経のビタミンともいわれタンパク質合成に必要	消化器・手足の知覚・運動の障害がでる、神経症、胃腸病、皮膚炎、口舌炎
ナトリウム	体液をアルカリ性に保つ	急激な欠乏 ＝倦怠感、めまい、無気力、失神 長期の欠乏 ＝胃酸の減少、食欲減退
鉄	ヘモグロビンをつくる	貧血、疲労、頭痛、めまい、食欲不振
ビオチン	皮膚・骨髄の保持	皮膚炎、結膜炎、疲労感、筋肉痛、白髪、抜け毛
パントテン酸	脂質の代謝に必要	低血糖症、胃潰瘍、めまい、頭痛、動悸、手足のマヒ、けいれん、感染症
酢　酸	分解されると炭酸と水になる。体のペーハー調整作用	

胞がやられて、肝硬変などの病気になります。またピリドキシンには糖分を分解するインスリンの活性を回復させる働きがあります。

フラボノイド（ビタミンB_2）には細胞を強化する作用があり、もろくなった、あるいは破裂しそうになった血管を、強くするのに役立ちます。目や皮膚の粘膜の強化を助ける作用もあります。

ベータ・カロチンは緑色の濃い葉や果実に多く含まれ、大部分は腸で、残りは肝臓でビタミンAに変えられます。ビタミンAが不足すると、風邪をひきやすくなったり、夜盲症などの目の障害をひき起こしやすくなります。また、皮膚や毛髪のツヤがなくなり、声がしわがれたり、下痢を起こしやすくなります。

ベータ・カロチンは、葉緑素の働きを助ける役割を持っています。葉緑素は腸壁の運動を活性化し、便秘の解消にも優れた効果があり、その結果、血液の流れをよくします。よい血液が作られ、汚れた血液がクリーニングされ、新陳代謝が活発になって体質が改善されるというわけです。また、創傷や化膿性皮膚炎にも効果があり、胃潰瘍、慢性胃炎などの炎症を起こしている胃壁も新しいものにします。

ビタミンAは過剰に摂取すると毒性を示すといわれていますが、ベータ・カロチン自体が、体がビタミンAを必要としないときはビタミンAへの転換が止まってそのまま体内に貯蔵されたり、余剰分は排泄したりするという調整作用を持っています。

ナイアシンは〝神経のビタミン〟ともいわれています。ビオチンは抜け毛を防ぎ、酢酸も体内のペーハー値の調整作用を持っています。

ただ残念ながら、ステビアにはアスコルビン酸（ビタミンC）が含まれていません。そのため食品としての「ステビア草・エキス」には、ビタミンCが添加されています。クエン酸も入っています。

さらに実験の過程でステビア抽出液には渋みのもとのポリフェノールが含まれていることもわかりました。例の赤ワインやココアブームで有名になった抗酸化物質です。

フランス料理といえば、高脂肪、高コレステロール食の典型です。フランス料理のフルコースを毎日食べ続けるのは、命を縮める行為といってもいいはずです。ところが当のフランス人に心筋梗塞による死亡者が少ないのです。その理由は、活性酸素の害を防ぐ赤ワインをたっぷり飲んでいるからだ――というわけです。

よく「フレンチ・パラドックス」といわれていることで、赤ワイン中のポリフェノールがコレステロールの酸化を弱め、動脈硬化を未然に防いでくれる、ということになります。

ポリフェノールというのは、一般的には植物の果皮や樹皮、茎などに多く含まれている成分で、光合成によってつくられた糖分の一部が変化した有機化合物です。渋みの元のタンニンや植物色素のアントシアニンなどから構成されています。ナス、ゴボウ、緑茶、ブドウの果皮や種子などに多く含まれています。

同じワインでもなぜ白ワインでなくて赤ワインがいいかというと、赤ワインがその製造過程で、赤ブドウの皮や種子をとらずそのまま醸造するためだといわれています。この赤ワインのよさを、ステビアは兼ね備えているというわけです。

低分子食品のいいところ——発酵の秘密

ステビアの含有効果の秘密の一端として、発酵による能力アップが挙げられます。つまり「液化」するということです。ではなぜ液化がいいのか？　ご説明しましょう。

発酵させるということは、消化酵素の力を借りて有機物を分解させるということです。ステビアには糖類を発酵させてアルコールにする酵母が存在することがわかっていますが、この酵母がステビアの発酵にいい役割を果たしているのだと考えられています。

ここでいう発酵とはつまり〝液化〟と同義語です。日本酒づくりを考えていただければおわかりいただけると思います。

そして、発酵を別の呼び方でいうと「低分子化」ということになります。食品はすべて分子でできていますが、この分子が大きいものを高分子食品、分子が小さなものを低分子食品と呼んでいます。

分子が大きいということは、たとえていうと真珠のネックレスの真珠玉の数が多い、二連、三連のネックレスのことだとお考えください。そして食品が消化されるということは、このネックレス（分子）の鎖を切って、真珠玉を一個一個バラバラにする作業のことです。分子の糸を切るのは、酵素の働きです。私たちは、食べ物をまず歯でかみ砕きます。これは消化酵素を働きやすくするためです。まず唾液でプチアリンという酵素が出ます。胃袋ではペプシンという酵素が出ます。すい臓ではトリプシンやリパーゼ、小腸ではペプチターゼやマルターゼ……といったぐあいです。

なぜ低分子化させるかというと、せっかくの食品中のいい成分を、細胞の中に吸収しやすくするためです。鎖のままでは細胞膜を通過できない栄養分や抗酸化成分も、小さな分子にコマ切れにしてやると細胞膜を通過させやすくなります。正確には、低分子のものだけを細胞内に運ぶ、ある特定のタンパク構造と結びつきやすくなるということです。

高分子のままだと、せっかくの高い抗酸化成分も細胞の中に取り入れることができず、あたら〝老廃物〟扱いされて体外に排泄されてしまうことになります。食品を煮たり焼いたりするのも、この低分子化の手助けとして有効なのです。

そして抗酸化力の高い成分には、高分子化のもの（高分子多糖体）がわりと多いのです。

だからよけいに低分子化してやらなければ、ムダになってしまいます。また低分子化しないでそのまま食べると、体内の免疫機能が働いてアレルギー症状を起こすこともあります。牛乳を生で飲むとアレルギーを起こすのはその典型です。

そこで前述のように、〝発酵による低分子化〟という手続き（作業）が大事になってくるわけです。しかも〝生のまま〟処理することが有効です。

その点、ステビア液は、もともと含有する乳酸菌が低分子化の手続きを進めてくれていますし、さらに念を入れて、液状濃縮という発酵作業を行って低分子化をはかっています。開発者は、この濃縮技術に対し二七ヵ国もの世界特許を取得していると言っています。

簡単に低分子化といっても、その作業は実はなかなか大変です。分子量が小さすぎるとこんどは腸にいく途中で消えてしまいます。加熱する温度量の調整も大事です。湿度も大事です。ステビア葉茎の産地によってもデータが違ってきます。使う容器によっても違います。そのために多くの試行錯誤を重ねてきたわけですね。

個性豊かな免疫軍団の頼もしさ

ところで、人体のさまざまな生体維持機能のうち、病原菌やウイルスと戦ってくれるのが「免疫系」です。とても大事なシステムです。活性酸素を抑えるということは、すなわち免疫力をアップすることに直結します。

生体には、〝自分〟と〝自分以外のもの〟とを区別して、〝自分以外のもの〟を排除する仕組みがあります。この仕組みのことを「免疫」といいます。自分が自分であることを守ろうとする「自己認識」の仕組みです。

病原菌やウイルス、薬品などの異物が体内に侵入してきたときは、この免疫力がモノをいいます。異物と戦って、これを排除しようとします。そしてこの免疫力と活性酸素の間には密接な関係があります。

すなわち免疫力が活性酸素の害を防いでくれるのです。

免疫力の第一防衛軍は、〝免疫細胞〟と呼ばれている白血球です。白血球の仲間には、好中球、好酸球、マクロファージ、リンパ球などの種類があります。

マクロファージは、別名を〝大食細胞〟ともいわれ、とにかく異物をパクパクとよく食べます。また過酸化されたコレステロールが大好きです。

マクロファージはさらに異物の侵入をリンパ球に伝えるメッセンジャーの役目も持っています。マクロファージの合図によって、リンパ球の仲間のヘルパーT細胞やナチュラルキラー細胞（NK細胞）、キラーT細胞を緊急招集します。

現場に駆けつけたヘルパーT細胞はただちに異物に標識をつけ、キラー細胞たちが異物を攻撃しやすくします。

免疫力の第二の防衛軍は、「免疫グロブリン」と呼ばれる物質です。病原菌などの異物を「抗原」と呼ぶのに対して、これを阻止するので「抗体」という呼び方もあります。記号ではＩｇと書き、ＩｇＡからＩｇＤ、ＩｇＥ、ＩｇＧ、ＩｇＭの五種類が知られています。

この免疫グロブリンは、リンパ球の一種であるＢ細胞でつくられますが、これにもヘルパーＴ細胞が、関与しています。ヘルパーＴ細胞の指令によって血液やリンパ液や細胞膜中に免疫グロブリンがつくられ、異物（抗原）に襲いかかります。合体して抗原の自由を奪い、大食細胞のマクロファージがより食べやすい状態にしてくれます。第一防衛軍と第二防衛軍の相互協力です。

いえ、それだけではありません。免疫システムはさらに精密です。

マクロファージやヘルパーＴ細胞、ナチュラルキラー細胞やキラーＴ細胞などの共闘によるチームプレイが終了に近づき、異物を完全に退治する見通しが立つと、今度はサプレッサーＴ細胞の出番になります。

サプレッサーＴ細胞は、状況を判断してナチュラルキラー細胞やキラーＴ細胞たちに、「攻撃中止！」の命令を出す役目を持っているのです。

なによりも免疫力が大事だから〝免疫草〟

このように素晴らしいチームプレイを発揮する免疫システムですが、この免疫細胞たちと活性酸素の間には、微妙な関係が存在します。

というのも免疫細胞たちは、異物退治の過程で活性酸素の力を借りています。善玉の活性酸素をたくさん放出して、異物との最終戦争で〝トドメの一発〟を打ちます。その意味では活性酸素は頼もしい助っ人です。

ところがなんども述べてきた通り、この善玉活性酸素も必要以上に過剰発生すると、悪玉に変身して免疫細胞自身を攻撃してしまうのです。戦闘指揮官であるサプレッサーT細胞の〝停戦命令〟などまったく無視してしまいます。まるで暴徒と化してしまうわけです。したがって強い免疫力を維持するためには、免疫細胞たちを悪玉活性酸素の攻撃標的にしてはなりません。

免疫力が低下すると、私たちは病気になりやすく、また病気にならなくても確実に老化を早めます。そこで免疫力を低下させないためにも、ステビアのような抗酸化食品によって、活性酸素の過剰発生を防がなくてはならないのです。

ここに、免疫草としてのステビアが、免疫力を高めたことによって症状が軽快した一例があります。

東京でサラリーマン生活を送る吉田八郎さん（四五歳＝仮名）の元に、「父倒る！　病状不安！至急帰宅せよ！」」と郷里・福岡県の母親から電話がありました。

父親は元商社マン。七七歳。現役時代は海外支店担当が長く、アフリカ、アジアとさながら〝炎熱商人〟を地でいく活躍ぶりでした。その激務の後遺症か、現役リタイア後は何かと体調が悪く、胃、肝臓、腸と病気のデパートの観があったのです。

急ぎ帰郷して父親の入院先の病院に駆けつけてみると、ベッドに横たわる父親の顔色は悪く、元気がまったくありません。容態を聞くと腸閉塞とのこと。数カ月間ずっと便秘ぎみで、とくにここ三日は大便をしていないというのです。

吉田さんはフト、大学の先輩が口にしていたステビアのことを思い出しました。先輩のお父さんがガンになったけれど、ステビアを飲んで元気になったとの話を半信半疑で聞いていたからです。

そしていま、目の前に死の淵にいるようなどす黒い顔色で苦しんでいる父親の姿を見て吉田さんは先輩にすぐに電話を入れ、大至急でステビアを送ってもらいました。

翌日、宅急便で届いたステビアを父親に差し出し、「いいからだまされたと思って飲んでくれ」と吉田さんは頼みました。最初はイヤがっていた父親も、息子の真剣な申し出に、しぶしぶ飲んでくれたそうです。

用量は一回一〇ミリリットルと書いてありましたが、吉田さんは一気に五〇ミリリットルを飲ませました。するとどうでしょう。翌日の朝、病院に行くと母が飛んできて「お父さんがトイレで呼んでいる！」というのです。

「しまった！　逆目に出たか？」

吉田さんがあわててトイレに行くと、父が大声で「おーい。八郎！　便が出たぞオ！」と便器の中を指さすのです。見ると真っ黒な便が出ているではありませんか。父親は本当に喜んで、すっかり元気が出たようです。

それからは毎日三〇ミリリットルのステビアを飲ませ続けると、毎日毎日続けて便が出るようになりました。三〜四日は黒い便で、しだいに茶色の便に変わってきたのがはっきりとわかりました。

「これは手術の必要はないかも！」と、吉田さんは父と話しました。

しかし、検査の結果は重症でした。上行結腸部分が癒着したかなり重い腸閉塞でした。そしてそればかりではありませんでした。腸閉塞の原因が、実は大腸がんであったことが判明し、大腸を六〇センチも切除する大手術になってしまったのです。

手術後、病室に戻った父親は、当然ですがまた元気がなくなりました。便も出ず、手術後一週間目には病院食を吐きもどしてしまいました。

そんなとき、担当の先生が「そういえば、息子さんが持ってきた、あのステビアはどうしました?」と聞いてくれたのです。吉田さんは「手術をして病院におまかせしたのだから、術後の投薬にさしさわりがあってはいけない」と、父親にステビアを飲ませるのを遠慮していたのでした。

さっそく吉田さんが父親にそのことを話すと父親も大喜びで、再びステビアを飲みはじめました。すると翌日さっそく便が出ました。これには医者も大変に驚いていました。そしてそれからは毎日、多いときは日に二回、便がモリモリ出るようになりました。

それから三カ月。「お父さんは、元気で自転車をこいで散歩に出かけている」と母親から連絡が入りました。主治医の先生も「信じられない。これは自己治癒力がアップしたとしか考えられないね」という話です。

なぜよくなったか? それはやはり、ステビア草・エキスの独特の抗酸化活性が働いて、吉田さんのお父さんの免疫力を高めてくれた可能性が高いと思われます。これもまたステビアの大きな魅力であり、身体の不調や病気で悩んでいる方々にとっては朗報といえるのではないでしょうか。

第4章

中高年の生活を変えずに生活習慣病をどう好転させるか

——変えたくてもできない悪環境に必須のステビア

◆老化を止める百歳食　その4◆

バランスを欠いた〝健康常識〟は信じないほうがいい

食べ物の力を考えるとき、いい食品、悪い食品の迷信が巷の情報に溢れてしまうのは本当に困ったものです。また健康常識も医学、薬学の進歩にともなってどんどん様変わりするため、まったく逆のセオリーになったりすることもあります。昔から日本人の生活に密着した伝承のおばあちゃんの健康の知恵とは違い、ダイエットのように、誰かがかたよって提唱した間違った常識が氾濫しているといっても過言ではありません。最近の例を挙げましょう。

おこげ、熱いものを食べるとガンになる?

たとえばこんな説があります。「おこげを食べるとガンになる」。さてその解答は——。あるテレビ局の健康番組『医師五〇人に聞きました。』で拝見したのですが、賛成のお医者さん一四人に対して反対のお医者さんは三六人。

賛成派の医師は言います。「肉や魚をバーベキューなど高熱で調理すると、ヘテロサイクリックアミンという物質が出て胃がんのリスクが三倍になる」…。たしかに「焼き魚のこげはガンのもと」とかつて言われたことがありました。これは「焼けこげから抽出した化学物質をマウスに与えたらガンができた」という実験からの〝推察〟だそうです。

そして『週刊新潮』（二〇一三・一〇・一七付）の健康特集記事にご登場なさった先生はこうおっしゃっています。「本当に魚のこげを食べるとガンになるのか言えば、これまでに確かな証拠はありません。焼き肉や焼き魚のおこげの部分だけを毎日山盛り食べていれば別ですが、一般的な食生活の中で摂取される程度の量であれば、発ガンのリスクをそんなに心配する必要はないでしょう」

また「おコメのおこげは大丈夫」とか、「体重六〇キログラムの男性が毎日一〇〇トンずつ食べない限りガンの心配はない」と太鼓判を押された先生の話も聞いたことがあります。そうです。問題は「量」なのです。非常識な食べ方をすれば、それはガンにやられるでしょう。

実際、ご飯のおこげ部分が大好きな人もいますし、中華料理の五目あんかけおこげ丼などは人気の高いメニューです。でもその摂取量は食事全体で言えばごく微量。「まずは問題なし」と言ってよいのではないでしょうか。

では辛いものはどうでしょう？　たとえば唐辛子に含まれるカプサイシンは、エネルギー代謝を助けてくれます。でも食べ過ぎればやっぱり胃壁を荒してしまうでしょう。

ただ、「熱いものを食べるとガンになる」という設問では、「なる」と答えた先生は二六人、「ならない」と答えた先生が一四人、「どちらとも言えない」が一〇人で賛成多数。理由は「食道がん、咽頭がんのリスクあり」。国立がん研究センターの発表でも、「タバコを一日二〇本以上吸う人、お酒を一日二合以上飲む人は食道がんのリスクが一〇~一二倍」というデータがあるようです。

なにせ私たちの細胞六〇兆個のうち、「毎日五〇〇〇個はガン化している」と言われる時代です。気にし過ぎずに注意する——ということでしょうね。

「トシをとったら肉は食べるな」の一長一短

「食のバランス」という点で典型的なのが、このテーマです。というのも、高齢者の肉食については賛否両論が渦巻いているからです。そしてそれは、主としてコレステロールの問題として語られます。

コレステロールは一般的には「低い方がいい」と考えられがちですが、最近では「むしろ高い方がいい」という学説が出て支持者を集めています。世界的にも意見を二分する論戦になっているのです。

まずは賛成派の意見をご紹介しましょう。

「高齢者の肉食は〝サイレント・キラー〟悪玉コレステロールの有害な面がより引き出さ

れてしまいます」。

そしてこんなデータを示します。「日本人間ドック学会」が発表した全国集計結果です。それによると二〇一二年に人間ドックを受診した約三一六万人のうち、「高コレステロール」と診断された人が同九九万人と三〇％（三一・五％）を超えた――というのです。これは、生活習慣病に関連する主要六項目のうち、最多の「肝機能異常」（三三・四％）についで第二位。ちなみに第三位が「肥満」、第四位が「耐糖能異常」、第五位が「高血圧」、第六位が「高中性脂肪」。もっともこのデータでは、高コレステロールの原因が肉食によるものかどうかはわかりません。

そして反対派はこう反論します。

「コレステロール値が低いと、肝がん、胃がんの発生リスクが高まる――という研究結果もあります。（賛成派は）コレステロール値が高いと大腸がんのリスクが高まると言うけれど、それは欧米人並みの肉食を続けた場合です」。

さらに

「日本人の場合、積極的に肉を食べている人のほうが、あまり肉を食べない人より血管系の病気のリスクはむしろ低いんです。それに、コレステロールが極端に低い高齢者は、うつ病にかかりやすいという学説もあるくらい。お年寄りだからこそなおさら肉食が必要なんですよ」。

で、その論拠は二つ。

まずその①——戦後の食糧難時代、肉なんて高嶺の花。当然、コレステロールの摂取量は低い。ところが血管系の病気（動脈硬化による脳梗塞、心筋梗塞）で亡くなる人がたくさんいた。それが飽食時代になって肉食が増えたら患者数は逆に減っている——。

その②——かつて「平均寿命日本一」を誇っていた沖縄県が、このところその座から転落している（厚労省の二〇一〇年の統計によると、沖縄の女性の平均寿命は三位に、男性に至っては全国平均すら下回る三〇位。）沖縄県はその原因を「肉食過多のツケ」と判断、肉食を控えて野菜食を主とするようすすめたのに、平均寿命はその後も下がり続けている。実は平均寿命ナンバーワン時代、沖縄県の脂肪分摂取量は全国平均を上回っていた……（前出の『週刊新潮』記事から要約）。

そこでまた賛成派が言います。

「コレステロールが足りなくなると肝臓が自分で作りだす。食べ物から摂らなくてもいいんです」。

対して反対派はこう反論します。

「高齢になるとその能力がガクンと落ちるんです。だからこそ食べ物で補ってあげないと……」。

――さて、この論争にはキリがありません。なぜなら、両論とも正解だからです。肉も牛乳も魚も穀物も野菜も、すべて必要。問題はバランスです。コレステロールは多すぎても少なすぎても困るのです。最後に肉愛好者のつぶやきを――。

「牛・豚肉はタンパク質の宝庫。その一方で脂肪分もたっぷりです。網の上でジュウジュウ音を立てて焼かれる肉からは脂がしたたります。でもねぇ、上質の肉のうま味のもとはこの脂身にある。そのおいしさはもうこたえられませんよ」。

しかし、くれぐれも摂りすぎにはご注意です。

（1）生活習慣病に期待できるこの仕組み

糖尿病は文明病？

この章では、糖尿病や肝機能障害、高血圧などの生活習慣病、ガン・エイズなどの現代病とステビアとの関係を明らかにします。また、いまも話題の病原性大腸菌「Ｏ－１５７」を始め、各種細菌に対するステビアの力を、学会論文にもとづいてご報告します。

まず糖尿病ですが、私たちが初めてステビア草を知ったとき、ステビア草の原産地である南米・パラグアイで、現地の方々の間に「ステビアの糖尿病への可能性」という〝伝説〟があるという話は聞いていていました。

さらにパラグアイの高名な医学者ミケル博士が、国際糖尿病学会でその効果を論文発表していたのです。以来、糖尿病とステビアの関係は、ステビア研究の第一の研究テーマとなったそうです。

まずはこの実例をみてください。

三年前、東京都内の主婦・永山弘美さん（三五歳＝仮名）は、身長一六〇センチ、体重五八キログラムとはち切れんばかりに太り、一見健康そのものでした。けれども異常な喉の渇きとそれに並行する多尿、下痢……。これは典型的な糖尿病の症状です。それもかなりきつく、ふつうなら人工透析一歩手前です。

それでも永山さんは、どこが痛いわけでも、どこがハレているわけでもなかったので平気でした。でも実姉の「絶対どこか変よ、病院に行きなさい！」の声に、しぶしぶ近所の病院に行ったのです。すると、すぐに再検査になってしまいました。そして再検査の結果、なんと血糖値四五〇（血液中の糖の分量を示す値で、正常値は一一〇以下）、中性脂肪六六一という数値が出てしまったのでした。

医師には「いままでよくふつうに生活ができていましたねえ。これはたいへんな数値なんですよ」といわれ、がく然としたそうです。考えてみれば永山さんは、大の甘党。ケーキ、チョコ、ようかんと、まさに手当たりしだいの異常さでした。

「毎日の食事もキチンとカロリーコントロールしてくださいよ。二〇〇〇キロカロリーくらいまでかな？」とお医者さんの命令です。

そこでこうと決めたらトコトンやるタイプの永山さんは、血糖降下剤などの服用とともに、かなりきびしいダイエットに取り組みました。

一日の食事を一二〇〇キロカロリーに制限し、半年で体重を四七キログラム、血糖値を九九、中性脂肪を七三まで落としたのです。その後、食事は一六〇〇キロカロリーに上げ、一年後には体重四一キログラム、血糖値九八、中性脂肪八五を維持したのです。

しかし、これは明らかに〝やりすぎ〟でした。ムリがたたって、気力も体力もなくなってきた永山さん。もともとのアレルギー体質に火がついたのでしょうか、激しいセキとともにやってきたぜんそくの発作。一日二四時間止まることのないセキ。

夜は横になって眠ることができず、タンスに寄りかかったままや、うつ伏せになってお尻を高く上げる変な格好で、それもホンのウトウトとすることしかできません。本当にぜんそくの人にしかわかってもらえない苦しみだったそうです。

吸入（ベロテック）をいくらしても効かず、点滴のため病院に駆け込むとやっと少しラクになる程度。「セキが少ないうちに……」と横になりますが、ウトウトして一時間もすると、また激しい発作に見舞われます。

それでも二人の子どものお弁当づくり、掃除、洗濯と、家の中ですることは山ほどありました。そしてその間を縫ってまた病院に点滴に飛んで行く――そのくり返し。もう地獄のようでした。

「たった一時間でいいからふつうに息がしたい。あお向けになって寝てみたい！」――そう思う毎日。そしてステロイド剤……。服用すればぜんそくの発作はおさまりますがどうしても顔がむくむほどの副作用が出ます。永山さんの体重は三七キログラムまで落ち、「なんとか治して元気になりたい」という気力さえもなくなりかけていました。

血糖降下剤を投与されていましたがそれでも血糖値が安定している時間はごく短く、高血糖、低血糖をくり返していました。

そんなとき、永山さんのご主人が勤務する会社の社長さんから思いもよらぬ話が舞いこんできたというのです。

それは「ステビアという健康食品があって、IgA腎症という病気で人工透析一歩手前……という人がそれでよくなった、テレビでも特集していた……」という主旨の話でした。

ＩｇＡ腎症というのは、慢性腎炎の中でもＩｇＡ抗体（免疫グロブリンＡ）が尿の中に多量に出てくる病気です。血圧が高くなり、動悸や息切れが起こります。物を見るとチラチラしたり、視力が低下してきたら、眼底出血を疑ってみる必要があります。進行すると血液中のタンパク質が減る低タンパク血症や、全身にむくみの出るネフローゼ症候群になり、やがては腎不全、尿毒症へと進展します。こうなったら人工透析に頼るしかなくなります。

その人がステビア療法で症状の進行が止まり、半年後には「もう人工透析の心配はない」といわれたというのです。

永山さんは、送られてきたステビア草・エキスを一口飲んで「ウェ！　まずい！」と思いました。がその直後、「いいかも知れない！」とも直感したそうです。

というのも、テレビでよくＣＭをやっている、青汁のことが頭に浮かんだのだそうです。「良薬、口に苦し」といいますが、なまじ口当たりのいいものより、このほうが信頼できるかもしれないと感じたのでした。

以来、病院でくれる血糖降下剤や中性脂肪用のクスリとともに、ステビア草・エキスを毎日三〇ミリリットル、一回一〇ミリリットルを朝、昼、晩と三回に分けて飲み続けたそうです。もちろんお医者さんには事情を話してあります。お医者さんも、「副作用のない天然植物の抗酸化食品なら」と、了解してくれました。

それから一週間。永山さんは、いままでと違ってなんとなく元気になっている自分を感じたといいます。そして半年後には、食事制限はまったく気にせず、高カロリーのものを食べていたのに血糖値が下がりました。いや、むしろ低めの状態になっていたのです。

「もう血糖降下剤は飲まなくていいよ」とお医者さん。病院で初めて高血糖を言い渡されて以来、すでに二年半飲み続けてきた血糖降下剤にサヨナラした日でした。もう人工透析の心配はありません。そして血糖降下剤をやめてからも、血糖値はずっと安定したままだそうです。

そしてさらに半年後。いまの永山さんは体重四二キログラム、血糖値は九七、ヘモグロビンA1C値は六・二、そして中性脂肪は九五です。また三年前は一・〇しか出ていなかったインスリンの量も三・二。お医者さんからも「完璧！」とほめられました。

ぜんそくのほうはまだクスリを飲んでいますが、大発作はまったくなくなり、中小の発作のみでした。そしてなによりもうれしかったのは、「ステロイド剤はもう飲まなくていいよ」とお医者さんからいわれたことです。

私たちには、明らかにステビアが功を奏したと思えるのです。そのことは、次の項でご説明します。

血糖値や血圧に対する効果と実証

生活習慣病の典型といえば、なんといっても糖尿病でしょう。

糖尿病は、血液中のブドウ糖が増える病気です。ブドウ糖はご存じのとおり人体のエネルギー源ですが、すい臓から分泌されるインスリンというホルモンが少なくなると、ブドウ糖が細胞膜を通過しにくくなり、そのためにブドウ糖が血液中にダブつき、血糖値が上がります。

当然、細胞内の新陳代謝によるエネルギーの生産量が減りますから、体が疲れやすく、スタミナがなくなり、のどが渇くなどの糖尿病患者特有の症状が出てきます。

糖尿病は、文明の繁栄とともに増加するというデータが示すとおり、わが国でも近年急激に増加しています。一九九七年の厚生労働省の「国民健康・栄養調査結果」によると糖尿病患者（血液中のヘモグロビン値が高く、糖尿病が強く疑われる人）は全国で約六九〇万人。糖尿病の可能性を否定できない「糖尿病予備群」は七一〇万人で、合計一四〇〇万人といわれていました。

それが何と二〇一二年には、糖尿病が強く疑われる人が約九五〇万人、糖尿病予備群は一一〇〇万人で、何と何と合計二〇五〇万人にもなってしまったのです。

「糖尿病が強く疑われる人」の割合は、男性一五・二%、女性八・七%、「糖尿病の可能性を否定できない人」の割合は、男性一二・一%、女性一三・一%。合わせて、男性の二七・三%、女性の二一・八%が、糖尿病かその予備群であることが示されました。まさに「糖尿病」は国民病の様相を呈しています。最近は幼児や若年層の患者も目立ち、食生活や運動量など、家族全体で考えていかなければならない現状にきています。

ところで、糖尿病がコワいのは血糖値の上昇だけではありません。数多い合併症です。まず糖の代謝異常だけでなく、脂質の代謝異常も引き起こし、動脈硬化、高血圧などの血流障害の原因にもなります。とくに細い小血管に障害を起こすので、心筋梗塞や脳卒中に陥りやすくなります。動悸や息切れ、耳鳴り、かすみ目などが出たら要注意です。

また末梢神経がやられ、眼では網膜症、白内障、腎臓では機能不全で人工透析のお世話になることになります。とくに高血圧症を合併すると、腎不全へとどんどん進行します。糖尿病、動脈硬化、高血圧の三点セットになったら、心筋梗塞や脳卒中はすぐそこです。

わずかな足の傷も重症化し、壊疽《えそ》に。糖尿病性壊疽です。これで脚や足の指を切断する人が年間一万人以上、糖尿病性網膜症で失明する人が年間四五〇〇人以上、糖尿病性腎症で新たに人工透析を受ける人が年間一万五千人以上と言われています。

透析は高額医療です。一ヶ月の透析治療の医療費は、患者さん一人につき外来血液透析では約四〇万円、腹膜透析では三〇～五〇万円程度が必要といわれています。現在は患者さんの経済的な負担が軽減されるように医療費の公的助成制度が確立し（医療保険の長期高額疾病＝特定疾病）透析治療の自己負担は一か月一万円が上限となります。（一定以上の所得のある人は二万円）本人負担との差額分は税金から支出をされているわけです。

一九九七年の透析患者総数は一七万五九八八名でしたが、二〇一四年末現在は何と三二万四四八人です。ほぼ倍増なのです。このうち原因疾患は糖尿病腎症が一一万八〇八一人と最も多く、透析患者全体の三八・一％を占めているのです。

さて、ステビアと血糖値の関係について証明されたのが、当時、大阪府交野市でしきもり診療所に勤務されていた谷文雄医学博士です。谷先生は、ステビアが血糖値に影響を与えないことを実験によって証明されています。

一般に糖尿病かどうかを判断する方法に、糖の負荷試験があります。あらかじめ空腹時に血液を採取して血糖値を調べておき、次にブドウ糖を飲ませて三〇分後、六〇分後、九〇分後、一二〇分後といった時間経過によって、血糖値がどう変化するかを観察するのです。

谷先生は、この糖の負荷試験で、糖尿病患者一四人に対して、ブドウ糖の代わりにステビア濃縮液二〇ミリリットルを与えることにし、時間の経過による血糖値の変化を調べました。

その結果、ステビアが血糖値上昇に影響を与えないということがわかったのです。たとえば、四九歳の女性の糖尿病患者の場合、空腹時の血糖値が一四三ミリグラムでしたが、三〇分後が一三四ミリグラム、一時間後が一三二ミリグラム、二時間後には一三三ミリグラムという数値を得たというのです。

糖尿病の原因は、活性酸素のおよぼす影響（酸化ストレスと呼ばれています）や、あまったブドウ糖がポリオールという物質に変化したり、タンパク質と結びついてエイジ（AGE）という物質（終末糖化物質）になるため——といわれています。

人工透析患者の血中にはこのエイジ・レベルが高いことが、アメリカの学会で報告されています。合併症の原因にもなり、また老化の元凶といわれています。しかしステビアの強い抗酸化活性が、エイジの蓄積をとめてくれると考えられます。

糖尿病には、インスリンの投与を必須とする「タイプⅠ」と、インスリン投与が必須でない「タイプⅡ」とがあります。生活習慣病として問題になっているのはタイプⅡです。このタイプの糖尿病では食事療法がもっとも大切。そのためにはステビアによる食生活のバランス調整が大事になります。

また糖尿病と高血圧は切っても切れない関係にありますが、高血圧には、本態性と症候性（二次性）の二つがあります。本態性というのは遺伝体質によるものが多く、症候性は他の原因（病気）によって引き起こされるものです。高血圧のおよそ八〇～九〇％は本態性ですが、これもまたもとの体質に、肥満や食生活の偏りといった環境因子がひきがねとなって発症する、と考えられています。

ステビアは、ここでもこうした偏りをひきもどす助けをしてくれると考えられます。

◆ステビアの注目の医学研究◆

ステビアの顕著な「抗糖尿病」作用の存在を確認！
千葉大学大学院薬学研究院が日本糖尿病学会で発表

二〇〇六年五月二五～二七日、「第四九回 日本糖尿病学会 年次学術集会」が東京国際フォーラムで開催されました。その中でひときわ注目されたのが、国立大学法人千葉大学大学院薬学研究院による『薬用植物ステビアの抗糖尿病作用に関する分子薬理的研究 ステビオシドのインスリン抵抗性改善作用』という報告でした。

国立千葉大学の実験で、ステビアの成分が「全身の細胞を活性化し、血糖値を下げる！」

ということが確認され、糖尿病学会で報告されたのです。

ヒトは食べたものを胃腸で消化吸収し、その中の成分のいくつかがブドウ糖となって、血液と共に全身を回ります。すい臓で分泌されたインスリンは全身の細胞にくっつくと、細胞の中で〝酵素反応（インスリン・シグナル）〟が伝わり、最終的にブドウ糖を細胞内に取り込みエネルギーにします。糖尿病の患者さんはここがうまく行かないのです。糖尿病のタイプは二つあります。

一つは、この血液中のブドウ糖をエネルギーとして取り込むためのホルモンである〝インスリン〟をすい臓が正常に作れないタイプです。

もう一つは、すい臓はインスリンを正常に作っているのに、インスリンを受け取る側の細胞が、受け取ってもうまく作用できず、血液の中のブドウ糖をうまく消費出来ず、結果的に血糖値を上げてしまうタイプです。後者のケースも大変に多く、これを「インスリン抵抗性」と呼びます。

国立千葉大学の実験では、ステビア・エキス成分は、インスリンが全身の細胞に作用したときの酵素反応の最初に出現するＩＲＳ－１とＩＲＳ－２を、用量依存的に（ステビアの量が多ければ多いほど）増やすことが確認されたのです。

つまりステビアが細胞を活性化し、活性化した細胞がブドウ糖をどんどん取り込んでエネルギーにすることで、結果的に血糖値が下がるということなのです。しかもその力は、現在、医師により「インスリン抵抗性改善薬」として処方されている医薬品よりも顕著（強力）だというのです。

これは大変な発見です。そこで「ステビアには〝顕著なインスリン抵抗性改善作用〟がある可能性が示唆された」と学会発表されたわけです。

一九七〇年、パラグアイのミケル博士が国際糖尿病学会で「ステビア草を煎じた煮汁は糖尿病に対し、卓越した効果を発揮する」と発表しています。またステビア草・エキス愛飲者の中で、血糖値が改善したという報告はステビア草・エキスが製品化された一九八八年から多数寄せられていました。今回の千葉大の発表はこれらの事例を学術的に裏付けたことになるでしょう。

慢性肝炎からC型肝炎、体のだるさ、シミまでなんのその

広島県内で美容院を経営する村本みどりさん（六九＝仮名）は、全身のけだるさと食欲不振、そして尿が茶色になり、思い切って二泊三日の人間ドックに入りました。

代表的な肝臓生化学検査の結果は、ＧＯＴ・ＧＰＴ（ＡＳＴ・ＡＬＴ）値が共に三五〇

以上。もともとB型肝炎ウイルスを持っていたのに発病せず、いまどきになって急激に症状が出てきたのです。

即入院を言い渡され、絶対安静で静脈点滴注射と特殊治療の免疫抑制剤を用いました。最初の入院は二ヵ月。退院して二ヵ月働いたところで再発。こんどは三ヵ月の入院を強いられました。

それから一年間はお店を弟子たちにまかせて休養生活。この間、通院を続け、週に二回の点滴と大量のクスリ…というパターンです。でも村本さんは生来、クスリが嫌いできちんと飲み続けません。これはよいことではありません。案の定、病状はちっともよくならずに、典型的な慢性肝炎状態に陥ってしまいました。

「あなたね。あなたの慢性肝炎は活動型といってね、このままダラダラやっていると、間違いなく肝硬変になるよ」とお医者さんにおどかされる始末でした。

そんなときです。以前目にしたテレビで紹介されていた、ステビア草・エキスのことを思い出したのです（そうだ、そのとき、ステビアがいろいろな症状にいいといっていたわ）。

注文したステビアを入手すると、さっそく毎朝、食事の前にキャップに一杯一〇ミリリットルのステビア草・エキスを飲み始めました。飲み始めてから三ヵ月くらいすると、なんとなく体のだるさが軽くなり、ラクに感じられるようになってきました。

そしてGOT・GPT値は二五〇に下がっていました。さらに半年経つと、体調はさらによくなってGOT・GPT値は一三〇に落ちていました。そして一年後には、七〇まで下がりました。

ステビアを飲むようになってなによりの変化は、それまでは好き嫌いが激しかった食事がなにを食べてもおいしく感じられることです。なにより、お酒好きの村本さんが少々お酒を飲んでも、体調を崩すどころか体がとってもさわやかで、お酒が以前よりおいしく感じられるようになった、というのです。

口グセだった「疲れた」の連発も自然に消えていました。いまでは仕事にも復帰して、以前より元気になったとご近所で評判とのことです。

増えつづける肝機能障害への次の打つ手

肝機能障害には、脂肪肝、肝炎、肝硬変、肝臓ガン、薬剤性肝障害などがありますがその原因は、輸血などによるウイルス感染を原因とするウイルス性肝炎や薬剤性肝障害を除けば、そのほとんどが食生活の乱れや過度のアルコール摂取、肥満といった悪い生活習慣に起因しています。

ライフスタイルが欧米型にシフトして、肉など脂肪分の多い食事が一般化したうえ、野菜不足、さらにストレスが追い打ちをかけるという図式です。

一九九七年度の日本病院会の全国調査によると、人間ドックを利用した二四五万人のうち、四〇～五〇歳代の八割以上の人たちがなんらかの肝機能異常を指摘されていたそうです。また、二四％の人が肝機能障害の疑いをかけられました。これはなんと約四人に一人という高率です。

活性酸素が標的として狙う細胞膜は、脳、心臓、胃、肝臓などまさに手当たりしだいですが、とくに生体系維持の中心器官である肝臓は新陳代謝が活発で、活性酸素が発生しやすい条件にあり、細胞膜はいつも脅威にさらされています。肝臓の機能不全は、私たちの体にとってとくに深刻な状況をもたらします。

次に肝炎ですが、肝炎にはウイルス性肝炎とアルコール性肝炎があります。ウイルス性肝炎には急性（または劇症）肝炎と慢性肝炎に分けられます。肝炎をもたらすウイルスには、現在、A型からG型まで七種が発見されています。

急性肝炎というのは、肝細胞内に入ったウイルスに対して体の免疫システムが働きすぎ、ウイルスを破壊するだけでなく、正常な肝細胞まで攻撃してしまうため起こるもので、これまで何度も申し上げているとおり、過剰発生した活性酸素の害ともいえます。これは手当てをすれば止めることができます。傷ついた肝細胞も修復できます。

ところがさらに劇症肝炎ともなると、活性酸素がウイルスを破壊するスピードに対して、どう手当てしても肝細胞の再生が間に合わない――というケースで、以前は死亡率九〇％、現在でも七〇％近くという重病です。

そして慢性肝炎には活動性と非活動性があり、活動性は進行すると肝硬変になります。肝硬変をさらに放置すると肝臓ガンになります。薬剤性肝障害というのは、睡眠薬や抗ガン剤の常用、抗生物質や麻酔薬へのアレルギーなどによって起こるものですから、ちょっと例外といってよいでしょう。

いずれにしても、肝臓は〝沈黙の臓器〟と呼ばれています。かなり悪くなっても、なかなか悲鳴を上げないということです。それだけに要注意であり、対症療法に入る前に解決しておくのがベストといえるでしょう。

ところが、ステビアがその肝機能障害を軽快するとなると、これはもっと追求していきたいテーマでしょう。

肝機能障害とステビアの根本的にいい関係

アルコールは、肝臓によくないことが証明されています。

悪い生活習慣からもたらされるのは、アルコール性肝炎や脂肪肝、そして慢性肝炎でしょう。慢性肝炎は、放置するのは論外ですが、なかなか治りにくいので、つい「どうでもいいや！」と過飲・過食になりがちです。また、とくに要注意なのは脳卒中や心筋梗塞予備軍としての脂肪肝です。

医学書によると、脂肪肝は、とくに内臓脂肪型肥満とのかかわりが深く、高脂血症とは仲間です。高脂血症は血液中のコレステロールや中性脂肪が異常に増えた状態で、原因は遺伝的要素、偏った食生活、そして肥満がからみ合っています。食生活と合わせたライフスタイルに気をつけなければなりません。

内臓脂肪型肥満というのは、お腹の皮の下についている皮下脂肪に対して、肝臓や腸の周りにへばりついている内臓脂肪によって太っている人のことです。皮下脂肪型肥満に比べて血糖値が高く、高脂血症や高血圧を伴います。いずれも動脈硬化の原因ですから、脂肪肝は〝百害あって一利なし〟の生活習慣病の元凶なのです。しかし類は友を呼ぶのと同じで、〝脂肪が脂肪を呼んで〟しまうのです。

アルコールを飲みすぎると脂肪肝になるメカニズムにも、活性酸素が関係しています。お酒を飲むと、交感神経を刺激してアドレナリンやノルアドレナリン、甲状腺ホルモンなどの〝脂肪動員ホルモン〟を大量に分泌させ、脂肪分を肝臓に集めることになりますが、この脂肪分が二四時間後には活性酸素によって酸化され、〝酸化コレステロール〟（悪玉コレステロール）として肝臓に蓄積されてしまうからです。

これが肝細胞膜を過酸化し、毒物にしてしまいます。この状態が進行すると、肝臓は萎縮して変形、肝硬変や肝臓ガンに変化していきます。さて、こんな肝臓機能障害に対して、ステビアはどのような役割を持っているのでしょうか？

まず、肝細胞膜の過酸化を抑える強い働きによって、肝機能障害からあなたを守ります。

ウイルス性肝炎に対しては、ステビアが持つ抗ウイルス耐性が考えられます。

ウイルス性肝炎の典型としてC型肝炎があります。C型肝炎の特効薬はインターフェロン注射といわれていましたがその著効率は三割程度と言われていました。しかも強い副作用があります。

眼底出血や関節炎、糖尿病…。そして一番の障害がうつ病で、不眠、イライラ、食欲不振…。

舛添要一厚生労働大臣（当時）が、インターフェロン注射への国庫補助（税金による差額補助導入）を決めた時に「七年後には日本からC型肝炎の患者さんがいなくなる」と囲み取材で述べていた姿が何度も何度も放映されていましたが、九年経った現在も、日本からC型肝炎患者さんがいなくなったという話は全く聞きません。

近年はインターフェロン注射と抗ウイルス薬とプロテアーゼ（タンパク質分解酵素）の

働きを妨げる薬剤の三剤併用療法で治療効果が上がっている……はずでした。

そして最近ではインターフェロン注射は打たず、飲み薬だけで高い効果があり副作用が少ないと言われるクスリが次から次に認可されています。中には「百％の効果がある」とか「副作用がない」というような報道もありました。しかし……果たしてどうでしょうか。発売一年を経ずに、たちまち強い副作用情報が報告されている現状です。そして効果は本当にあるのでしょうか？

近年見つかった七番目のG型肝炎ウイルスなどは、まだ特効薬がありません。ウイルスは年々強くなっています。新種のウイルスも出る、ということは、西洋医学のクスリだけではもはや対処できない――ということを示しています。ところがステビアは、ウイルスにも効果があることが学会で発表されています。

脂肪肝に対しては、ステビアが持つ微量栄養素が効果を発揮します。なかなか治りにくい脂肪肝が、微量栄養素でよくなった例はいくつか報告されていますが、ステビアにはこれらの微量栄養素がたくさん含まれているからです。

肥満に対しては、やはりステビアの血糖値上昇を抑える力が働いているように考えられます。

「肥満は運動で解消したほうがいい」とはいいますが、運動で消費できるカロリーは一万歩歩いても七〇〇キロカロリー、水泳（クロール）一時間でも一一〇〇キロカロリーにすぎません。やはりステビアのような天然植物エキスで、肥満をもとから抑える力も必要でしょう。

また、慢性肝炎から肝硬変になりかけた患者さんにステロイド・ホルモンを投与するケースがあります。劇的な効果を発揮することがあるのですが、しかしステロイド・ホルモンは素晴らしいクスリであると同時に〝悪魔のクスリ〟ともいわれます。

アトピー、ぜん息、神経痛…など、対症療法のエースとして世界中でたくさん使われていますがその反面、副作用もあり、安易にステロイド・ホルモンを使い続けると、強烈なリバウンド現象を始め、肝臓、腎臓がボロボロになります。ステビアには、このステロイドの害を緩和させる働きがあることも実験で証明されています。

ここはやはり、肝臓全体の機能を正常に戻す大きな視点に立った根本療法の大事さが見直されてしかるべきだと考えます。

ときにコレステロールはいい働きもする

肝臓といえば縁の深いのがコレステロールです。そこでコレステロールの話をしておきましょう。当然、ステビアと縁の深い物質です。

コレステロール（脂肪成分）に善玉と悪玉があることは、現在では多くの方が常識として知るようになりました。しかしコレステロールの定義と働きについては、とても専門的になってしまって説明がむずかしくなります。

そこで私が理解したことを、私なりに噛み砕いてお話ししたいと思います。

実は「善玉」、「悪玉」というのは活性酸素がそうであるように、まったく違う物質として別々に存在しているわけではありません。同じ物質が、〝状態〟によって相反する名称で呼ばれているだけです。

すなわち、肝臓や腸でつくられたコレステロールは脂肪分ですから水（血液）には溶けません。そこで親水性のリポタンパクという物質（運び屋）と結びついて、血液に乗って、末梢組織まで運ばれます。そしてそれぞれの組織細胞の細胞膜に入り、細胞膜の構成物質の一つとして細胞を守るさまざまな働きをするわけです。

また副腎では皮質ホルモンの原料になり、性腺では性ホルモンの原料物質になります。肝臓では胆汁酸の原料になって肝臓の分解・解毒作用を活性化させます。神経細胞では、神経同士がこすれ合って過激な反応をしないよう、絶縁体の役割を果たしている働き者なのです。

ただ、血液中に多くなりすぎると逆に害になります。つまりその状態でリポタンパクと結びついた形では、低比重リポタンパク（ＬＤＬ）という運び屋になってしまいます。これが動脈硬化の原因物質になるわけです。そこで「悪玉コレステロール」と呼ばれてしまうのです。

では善玉コレステロールとはどういう意味でしょう？　こちらは高比重リポタンパク（ＨＤＬ）という運び屋に乗っています。

高比重リポタンパクという運び屋は、肝臓から荷物（コレステロール）を満載して出発する低比重リポタンパクと違って、肝臓を空荷物で出発します。そして血液中にあふれている過剰なコレステロールを拾い上げ、満杯になると肝臓や腸に戻してやる働きを持っています。

また酸化されたコレステロールを食べたマクロファージからコレステロールを引き抜くという働きもします。つまり動脈硬化を防止します。ゆえに〝コレステロールの掃除屋〟といわれ、「善玉コレステロール」と呼ばれているわけです。

コレステロール自体はむしろ生体に必要な成分なのに、活性酸素と同じく、過剰に発生したとき〝悪玉〟に変身します。コレステロールにとっては、いささか迷惑といえるかもしれません。

そしてステビアの持つ高い抗酸化活性が、この悪玉コレステロールの除去に役立ちます。

悪玉コレステロールが血管壁にたまって巣をつくる（動脈硬化になる）のを、集中的に排除するのです。

アルコールに強い肝臓をつくる

ステビアは「アルコールに強い」ことも、体験例としては〝実証〟されています。私のところには、さまざまな事例が報告されています。たとえばこんなぐあいです。

①Aさんのお店にほろ酔い機嫌で現れたお客さんが、間もなく気分が悪くなってしまいました。前の店でチャンポン飲みしたお酒がかなりの量になっていたらしいのです。疲れると仕事の合間にステビア草・エキスを飲んでいるAさんは、とりあえずキャップ一杯をそのお客さんに飲ませました。ソファーでぐったりしていたお客さんは、タクシーが来る間にだんだん元気を取り戻し、シャンとして帰ったそうです。

②B子さんは、一月末に保険会社の一泊社員旅行に出かけました。女性ばかりの気楽な雰囲気で始まった夕食の直後に、仲間のひとりS子さんが気持ちが悪くなったといって部屋に戻ってしまいました。様子を見にいくと、空腹のところにお酒を飲んだため、急に酔いが回ったらしいのです。

Ｂ子さんは旅行のときもステビア草・エキスを持ち歩いているので、すぐに一〇ミリリットルほど飲ませて宴会場に戻りました。ところがいつの間にか、寝ていたはずのＳ子さんがもとの席に座って、パクパクとご馳走を食べているではありませんか！　飲ませたＢ子さんのほうがびっくりしてしまったということです。

――もちろん、体験例だけをもって「ステビアがアルコールに強い」と即断するのは、いささか強引かもしれません。「だったら医学的裏付けをキチッと出せ」といわれるでしょう。

そのとおりです。その点につきましては、目下、〝追試〟の最中です。だからここでは、単に体験例をご紹介するにとどめます。

私たちの体に入ったアルコールは、胃腸から吸収され、血管を通って肝臓に運ばれます。そして肝細胞内にあるＡＤＨという酵素の働きにより、悪酔いの原因であるアセトアルデヒドに変化します。

さらにアセトアルデヒドは、ＡＬＤＨという酵素により分解され、アセテート（酢酸）になって全身に運ばれ、最終的に炭酸ガスと水に分解されます。

悪酔いしやすい体質の人は、アセトアルデヒドを分解するＡＬＤＨの働きが鈍く、アセトアルデヒドが体内に異常に蓄積するために、顔面紅潮、頭痛、吐き気、動悸など不快な症状が強く現れるのです。

そして、お酒の強さは遺伝します。このＡＬＤＨをつくる遺伝子の働きが先天的に強い人と弱い人がいるのです。

酔い方には個人差がありますが、悪酔いはアルコールを飲んだ直後から数時間以内に起こる不快な症状をいいます。これに対して二日酔いは、飲みすぎた翌日、血中のアルコールやアセトアルデヒドがほとんどなくなってから起こる症状です。二日酔いの症状は、めまい、吐き気、頭痛、動悸、冷や汗、むくみ、のどの渇き等々で、ほとんど全身的な急性中毒症状です。

女性の社会進出が増加するにつれ、アルコールに強い女性も多くなってきたように感じます。しかし、仕事は男性と対等にこなしても、お酒の量を対等にするのは要注意です。

まず、女性ホルモンとアルコール代謝との深い関係が悪酔いの原因になっているといわれています。女性ホルモンには、アルコールを分解するＡＬＤＨの活性化を抑える働きがあります。つまり体内のアルコール濃度がそのまま維持されるということで、酔いが長く深く続くのです。

また、体内のアルコールを分解処理するための時間ですが、一般に体重七〇キログラムの人で、一合の酒を分解するのに二～三時間はかかります。体格の上からも女性にはハンデがあるといえます。

――さてそこで、アルコールとステビアの関係です。少なくともステビアに、お酒の飲みすぎによる不快な症状を緩和する作用があることを、体験例は示しています。

薬理的な証明はまだですが、あえて体験例を踏まえた〝推論〟を展開すると、こういうことが考えられます。

まずステビアの持つ抗酸化作用により、悪玉活性酸素によって妨げられていたALDH酵素の生産力を高め、さらにその働きを活性化するのではないか――ということです。

また体質的にアルコールに弱い人に対しても、ステビアの持つ生理活性作用によってALDHの働きを賦活する可能性を、否定することはできません。

しかし、悪酔いや、二日酔いを防ぐにはやはり飲みすぎないこと。これが一番簡単で一番難しい。これが可能ならモロモロの害は起こらないわけです。空腹なところにいきなりお酒を飲むと、胃腸からのアルコール吸収が早く、深酔いしてしまいます。なるべく胃が空っぽの状態で飲み始めないように気をつけるとともに、つまみや料理を食べながらゆっくりとしたペースで飲むようにしましょう。チャンポン飲みは、酒の味が変わることで飲みやすく、つい総量として多くなってしまい、悪酔いの原因になるので注意が必要です。

また、体調が悪いとき、疲れすぎや感情が不安定なときも、自分のペースがわからなくなってしまうので、飲むのは避けるようにしましょう。

そしてお酒を飲む前に、また、飲みすぎたと思ったら、まずはモノは試し、ステビアを摂ってみてください。

◆ステビアの注目の医学研究◆

ステビア草・エキスがC型肝炎ウイルスを抑制！
国立群馬大学医学部・肝臓代謝内科研究チームが日米肝臓学会で発表！

国立群馬大学医学部大学院肝臓代謝内科研究チームは、ステビア草・エキスを飲んでいるC型慢性肝炎患者さんのC型肝炎ウイルス量が減少したり、消えてしまったりする事例を目の当たりにし、ステビア草・エキスとC型肝炎ウイルスの関連について研究を開始しました。

C型慢性肝炎に対するかつての治療の中心であったインターフェロン注射の治療に関しては、それを推進しようとする先生もいたけれども、「有効性が限られ、副作用も認められる…」というのが先生方の本音でした。いまのインターフェロン注射を使わない飲み薬だけの治療法も果たしてどうなのでしょうか？

　先生方としては「有効性と安全性を兼ね備えた新規抗ウイルス薬が是非とも必要である」のです。

　そして実験の結果、ステビア草・エキスの一〇〇〇倍希釈液にて免疫系のＩＳＲＥ活性、２－５ＡＳ活性の上昇を確認し、コントロール群に比べて、約三〇％のＣ型肝炎ウイルス複製抑制効果を認め、以下の結論を得ました。
①ステビア草・エキスは、Ｃ型肝炎ウイルス複製を、ステビア草・エキスが濃ければ濃いほど抑制した。
②そのメカニズムとして、細胞内の自己インターフェロンの誘導の可能性がある。
③ステビア草・エキス常用患者において副作用はほとんど認められない。
④ステビア草・エキスは安全で効果的な抗ウイルス薬になりうると示唆される。
⑤インターフェロン無効患者、または何らかの理由でインターフェロンができないＣ型慢性肝炎の患者に対し、臨床研究を予定している。
　この結果を得て、群馬大学医学部大学院の肝臓代謝内科研究チームは、アメリカ・サンディエゴ市で開かれた米国肝臓学会（ＡＡＳＬＤ）と愛媛県松山市で開催された第四四回日本肝臓学会総会において「Ｃ型肝炎ウイルスに対するステビア草・エキスの効果」につ

いて学会発表を行ないました。
群馬大学医学部肝臓代謝内科においては「ステビア草・エキスのC型肝炎ウイルス抑制」について、ますます詳しい研究へと進んでいくことが期待されます。

（２）現代病に挑戦する不思議パワー

「O－157」など病原性大腸菌の最新研究の中で

いまなお食中毒、いわゆる腸管出血性大腸菌の恐さを象徴するのが、「O－157」をはじめとする病原性大腸菌です。患者自身はもとより、原因をつくったほうも金銭賠償などで大きな負担を強いられています。

一九九七年アメリカで、ハンバーガーを食べた少年がO－157に感染、メーカーに対し四億円の賠償金支払い命令が出された例や、日本でも、一九九六年大阪堺市でO－157に感染した七三〇〇人に対し、堺市より約八億円の補償金が支払われた例などがあります。

サルモネラ菌も要注意です。八〇年代半ば以降、世界的に猛威をふるっています。日本

アトピーやO-157もコワくない！ 学会も期待する解毒・殺菌効果

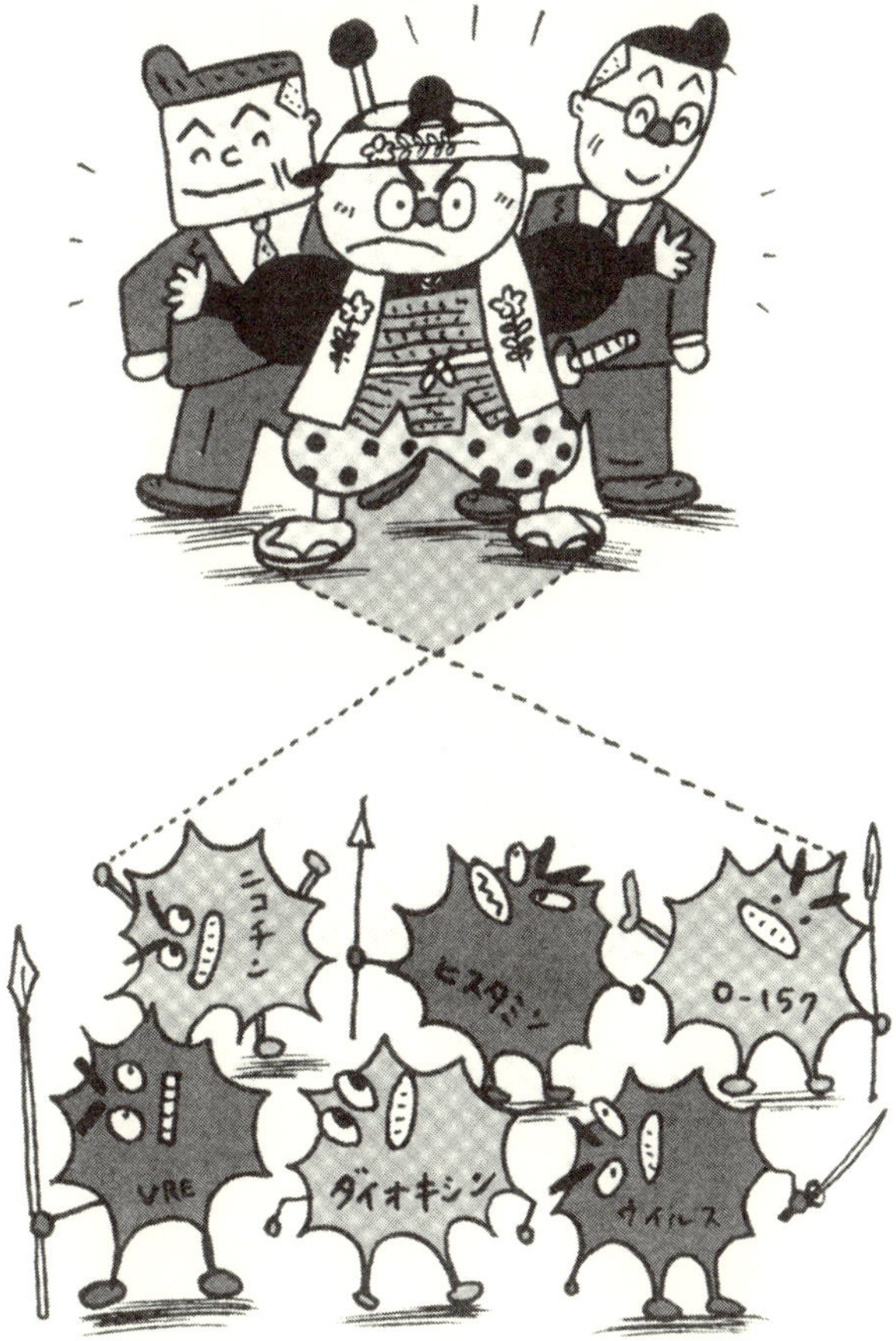

▷ステビアのもう一つの特性は、様々な病原･毒性物質から人体を守ること。ダイオキシンやO-157などへの効果が次々と研究･報告されています。

でも一九九五年以降、サルモネラ菌による食中毒が急増しています。

このO-157やサルモネラ菌に対して、やはり「ステビアに殺菌作用がある」と日本細菌学会で発表したのも、東北大学農学部のグループでした。実験の結果、ステビアの熱水抽出物（水溶液＝濃度二〇～四〇％）に乳酸、クエン酸、リンゴ酸などの有機物を添加することで、O-157に作用してその増殖を抑制することが確かめられたのです。

さらにサルモネラ菌、黄色ブドウ球菌、腸炎ビブリオ菌などほとんどの病原性大腸菌を阻止することもわかりました。殺菌剤はその毒性が低いことが望ましいので急性毒性試験も行いましたが、これも毒性なしという結果が得られました。

しかもこのステビア草・エキスは、抗生物質と違って腸内の有益な微生物や、乳酸菌、ビフィズス菌などの善玉菌を殺さず、結果として悪玉菌にだけ選択的に作用していたのです。

世界的にみても、こういう作用を持つものはほとんどないでしょう。

動物での実験の結果、ステビアは効果は少し遅いけれども、抗生物質に代わる機能を副作用なく発揮できる可能性のあることがわかってきています。また抗生物質との併用で相乗的に期待できるということも確かめられています。

ペニシリンが開発されて以来、今日まで各種の新しい抗生物質が、〝魔法のクスリ〟として人類を助けてきました。しかしこの半世紀の間、それらの抗生物質に耐えて生き残った病原菌が抗生物質の効かない耐性菌となりました。最新の抗生物質バンコマイシンでさえ効かない耐性菌ＶＲＥが猛威を振い始めたのは、その端的な例です。

現在ＶＲＥに効く抗生物質が未だに開発されていないので、罹病《りびょう》患者の死亡率は七〇％といわれています。このほかにも抗生物質の乱用により、以前はなかった耐性菌が多種類はびこり、抗生物質が効かない患者が急増しています。今後のさらなる研究開発が望まれます。

なお、ステビアの病原菌除去技術は、科学技術振興事業団の一九九八年度「独創的研究育成事業」に選ばれています。

かつてない阻止率「国際抗ウイルス学会」の波紋

一九九八年四月、アメリカのサンディエゴ市で開かれた「国際抗ウイルス学会」（第一一回抗菌研究国際会議）で、日本の福島県立医科大学医学部の茂田士郎教授らのグループが、ステビア抽出液の「抗エイズ活性」について研究発表しました。

しかもその阻止率、なんと八二％。これは世界的にも画期的なことです。

それによると、エイズ・ウイルスの膜上にある糖タンパク質分子（ｇｐ１２０）と免疫細胞であるヘルパーT細胞の膜上にあるタンパク分子（CD4と呼ばれる抗体）の結合を、ステビアの抽出物質が阻害する役目を果たすことが確認されたというのです。

同教授らは、「ステビアの抽出物質のどの成分が感染を防ぐかというメカニズムは、まだわからず研究途中で、実際、人に使えるかは今後の研究課題だが、すでに食品・飲料などに使用されていることから副作用はないと考えられる」と話しています。

いま、世界の学者や研究者たちが、年間約七〇〇〇種類の物質からエイズ・ウイルスに効くものを求めて研究を進めています。ただ、ほとんどが化学合成物質を使っているために、副作用のないクスリが見当たらない――というのが現状です.

国際抗ウイルス学会でも著名なエール大学のクワノバ教授は、「世界、欧米諸国ではエイズの新薬は九五％が化学物質の分野。残り五％未満が天然の分野であり、福島県立医科大学グループの研究成果は初めて知った。これから私たちも一緒に勉強していかなくてはならない」と語っています。

〝現代のペスト〟ともいわれているエイズ。正式名称は後天性免疫不全症候群といわれています。つまり体内の免疫力を奪ってしまう病気です。そのメカニズムはこうです。

体内に入り込んだエイズ・ウイルスは、免疫システムの要である総指揮官ヘルパーT細胞を標的にしてその細胞内に入り込み、〝逆転写酵素〟という秘密兵器を使って自分の遺伝子をヘルパーT細胞の遺伝子とスリ変えてしまいます。そして、自分のコピーをどんどん生産させるのです。

他の免疫細胞は総指揮官であるヘルパーT細胞の合図があってはじめて全力を発揮します。

ところが、その肝腎のヘルパーT細胞がどんどん乗っとられていくのですから、これではせっかくの免疫システムも十分に働けるわけがありません。エイズが〝免疫不全〟と呼ばれる理由です。

現在、エイズの治療薬としてはＡＺＴなど九種が認可されていますが、ＡＺＴは逆転写酵素の働きを阻害するクスリで、エイズ・ウイルスそのものを攻撃するクスリではありません。しかも薬価が高い。そこで多くの医師たちが、九種のクスリの組み合わせの中で試行錯誤しているのです。

また免疫抗体である「免疫グロブリンＭ」（ＩｇＭ）がエイズに効くとされていますが、エイズ・ウイルスは肝炎ウイルスと違って変わり身が早く、次々とすぐ別のヘルパーT細胞に乗り換えてしまいます。同じヘルパーT細胞でも対応が微妙に違うため、抗体をつくってもすぐ意味がなくなるというのです。

エイズ患者はいま、アフリカ、アメリカ、インド、タイなどを中心に世界的に増え続けています。エイズ患者の発表統計より一〇倍～二〇倍患者がいるとさえいわれています。

米国のクリントン元大統領は、一九九七年に「「一〇年以内にエイズを完全に撲滅する」と宣言しましたが、実現していません。エイズに対する新薬が次々に開発されていますが、いまだにこれといった新薬がなく、エイズを撲滅するには至っていません。もし天然由来のステビア草・エキスで、（あるいは他の物質との組み合わせで）エイズ患者を救える可能性があるとすれば、世界の朗報になるかもしれません。

また動物実験の結果、エイズ・ウイルス以外のウイルス分野でも良い結果を得ています。

つい最近も2020年2月、新型コロナウイルス感染のニュースを連日やっています。この勢いではパンデミック(世界的感染大流行)を引き起こしかねない状況です。そんな最中、ステビア草・エキスはウイルスに強い！もしかしたら新型コロナウイルスにも効くのではないかとネットでも注目されています。確かに、ステビア草・エキスは、ウイルス関連の研究が進んでいます。次のコラムでも触れますが、福島県立医科大学のヒト免疫不全ウイルス(HIV＝エイズ）抑制の研究から、ロタウイルス、インフルエンザウイルスなどの増殖の阻害(抑制)効果が発表、さらに大阪府立公衆衛生研究所では、鳥インフルエンザウイルス(H5N1)への抑制効果を研究し、「阻害効果を示した」との結論を得たようです。これらの研究から、他のウイルス抑制に関しても効果があるのではないかという考えは十分理解できるお話です。

しかし、ステビアは決して〝なんにでも効く、魔法の万能薬〟ではありません。あくまでも、すべての病気についてお医者さんの指導に従い、「健康食品」として試して欲しいと思います。ただ、ステビアには〝試してみる価値がある〟ということだけは確かです。

◆ステビア草の注目の医学研究◆

胃がんの原因ピロリ菌も殺菌！　福島県立医大微生物学講座で特許公開

ヘリコバクター・ピロリ菌は日本人の五〇歳以上であれば七〇％が感染しているとされ、胃潰瘍患者の八〇～九〇％、胃がん患者の九九％から発見されているのです。

福島県立医科大学微生物講座における実験の結果、ステビア草・エキスのヘリコバクター・ピロリ菌への殺菌作用が確認され、「胃癌及び胃潰瘍の原因菌と言われているピロリ菌に対して殺菌作用を有すると共に、副作用のない天然物、すなわちステビアの由来の抗ピロリ菌作用を有する物質」として福島県立医科大学から特許公開されました。

福島県立医大微生物学講座は、ウイルスの増殖阻害、抗ウイルス薬、ウイルス病の治療が主な研究テーマです。対象ウイルスはＨＩＶ、ヘルペスウイルス、インフルエンザウイルス、ロタウイルス、アデノウイルスなど多種にわたり、ターゲットの酵素活性阻害、細胞培養での増殖阻害、小動物への感染阻害など多岐にわたる抗ウイルス物質のスクリーニング系を持っているのが特徴です。他大学薬学部、農学部、理工学部、民間企業研究所などとの共同研究を積極的に行っています。特許申請件数も多数持っており、そのうちの一つが「抗ピロリ菌作用を有する物質＝ステビア草・エキス」なのです。

ピロリ菌は胃の粘膜を好んで住みつき、粘液の下にもぐりこんで胃酸から逃れています。ピロリ菌の除菌に成功すると、「何度も再発を繰り返していた潰瘍の再発がおさえられる」「維持療法（潰瘍が治った後も、再発予防のために薬を飲み続けること）が必要なくなる」などのメリットがあります。

医療機関におけるピロリ菌の除菌治療は、「プロトンポンプ阻害剤（ＰＰＩ）＋二種類の強力な抗生物質」という組み合わせで行われます。除菌の成功率は平均八割と言われているのですが、除菌治療に取り組んだ結果、ピロリ菌除菌に成功したという話を聞くケースの方が少ない気もします。

また強力な抗生物質を使用しますので、菌交代現象と言って腸内の善玉菌も影響を受けてしまい、下痢症状や出血性大腸炎と言って血便を認める方もいます。また除菌後に逆流性食道炎（胸焼け）を起こし易いとの報告もあります。

そんな中、医療機関の強烈な抗生物質投与で死ななかったピロリ菌が、その後のステビア草・エキス飲用で見事に消えてなくなった実例をご紹介しましょう。

愛知県名古屋市の飯田芳子さん（五一歳＝仮名）は、二〇〇六年一二月にピロリ菌の除菌治療を大学病院で行ったのですが、残念ながら強い副作用を我慢して最後まで続けたのにも関わらず、失敗しました。

その後、ステビア草・エキスがピロリ菌に対する殺菌作用を持つという県立福島医科大学で学術論文に注目した飯田さんは、二〇〇七年七月二八日より、ステビア草・エキス飲用に入りました。

一日三〇ミリリットルを夜寝る前に飲用されましたところ、約三ヵ月後の一〇月二三日のピロリ菌検査で陰性を勝ち取りました。ご本人は、「福島県立医大で実験をしているんだから、ステビアでピロリ菌が消えるのは当たり前でしょう！」とおっしゃいましたが、実は健康食品でピロリ菌の殺菌（除菌）に成功することは大変なことだと思うのです。

ヨーグルト（ＬＧ２１）、ハチミツ（マヌカハニー）、ココアの脂肪成分、梅肉エキス、ライスーパーワー１０１、ブロッコリーの新芽（スプラウト）、わさびの葉、シナモン、海藻類、クランベリーなどにはピロリ菌を抑制する作用が報告されています。

いくつかのものは商品化されて、健康食品として販売されていますが、あくまでも「抑制」であって、具体的に除菌に有効とされる物が見当たらない中でのステビア草・エキスの除菌成功の結果だからです。

第5章

◇家族の健康のためにこれから何が必要か

アトピー、アレルギー体質こそステビアの生命力が〝元から断つ〟

――アレルギー体質は〝からだの土壌改良〟が必要だ

◆老化を止める百歳食　その5◆

最近、21世紀病として一番みなさんが悩まされているのがアレルギー問題です。そばアレルギーから、アトピーまで、現代人はアレルギー民族といってもいいくらいです。アレルギーはナゼこんなに起こってきたのでしょうか？

それは文明病だからです。

私たちは、体を守るために食べ物に人工の添加物を大量に加えてきました。ある報告によると、その量は一年で何キロという添加物を無意識に食べてきている計算になります。

腐らせないために、あるいは農産物の害虫駆除のために、農薬や化学薬品をかまわず使います。一見体に良いようですが、大げさに言うと、虫を殺す毒を間接的に人間に加えているようなものです。たとえば養殖の魚でも、養鶏場のニワトリでも、みな病気をもらわないように薬漬けの餌で育てているのが現状です。私たちはそれを安心だと思い込んで、食べているわけです。これは魚や肉にかぎったことではありません。野菜も果物もあらゆる農産物、畜産物からお菓子や加工食品まで、いわゆる農薬、化学添加物などの包囲網から逃れるわけにはいきません。その結果、いまの時代にアレルギー症状が蔓延してきたといわれています。言いかえると、現代人の「食」を見直すために、アレルギー症状が現れて、私たち人間に警告をしているようなものではないでしょうか。

もちろん最近では、無農薬や本来の自然食品などが作られ、体に害がないかを誰もが強い関心を持っています。

すなわちアレルギー体質は、現代の食生活によってもたらされています。泥と自然に戯れて人類が暮らしていた時代にはアレルギーはまったくといっていいくらいありませんでした。

ではどうすればいいのでしょうか。泥と自然の中で生きてきた時代にもどればいいのです。野生の力を今こそ蘇らせて、つけるべきです。それにもっともふさわしいのがステビア草の野草力だと思います。

アトピーは、まさに代表的現代病です。単なる皮膚病ではありません。子どもたちを中心に、実に多くの人たちがアトピーで悩んでいます。

もともとステビア草は、農薬や化学肥料の使いすぎによりいたんだ地力や土壌を改良し、生命力たっぷりの〝体にいい〟野菜をつくるお手伝いをしています。アレルギー対策こそステビアの出番です。そして、アレルギー体質を〝元から断つ〟のです。

（1）アトピーに強い体をつくる

あきらめていたアトピーがよくなった！

この章では、現代病の一つ「アトピー」に対するステビアの薬理作用を、ステビアの持つ抗ヒスタミン力を軸に展開します。

またアレルギーに強い体をつくるためには、根本的な体質改善が必要ですが、その体質改善法としてもっとも基本的かつ効果的なのが、〃生命力のある食物〃を摂ることです。

その点、ステビアは、すでに申し上げているように、農薬や化学肥料の過剰使用によって荒れてしまった土壌に有用微生物を繁殖させ、新しい生命力を吹き込むのではないかと考えられます。

農業資材としても農薬の使用を最小限に抑える力のあるステビアは、すでに日本全国に広がりをみせており、コメづくり、野菜づくり、果物づくりの現場で実績を上げています。

まずアトピーの話から始めましょう。

そうした人々にとって、一番ツライのが、〃リバウンド現象〃でしょう。まさに〃アトピー地獄〃です。

ご存じのように、アトピーの症状を止めるため、多くの人がステロイド剤（炎症やアレルギーを抑制するクスリ）を使います。でもステロイド剤は、長年使うとさまざまな副作用をもたらします。

ところがステビアには、アレルギーの大本となるヒスタミンを解毒する作用のあることがわかってきました。その抗ヒスタミン効果によって体内の免疫異常を抑え、アレルギー体質そのものを改善するのです。その薬理効果は、研究論文として学会で発表されています。

まずはこんな実証例をご紹介します。

高知県の大学生・倉下美奈さん（二二＝仮名）は、小さい頃からアトピー性皮膚炎に泣かされてきました。二歳で症状が出て、一四歳で再発し、以来、二二歳の現在まで通院していました。

この苦しみは、なった人にしかわかりません。もうかゆくてかゆくて、夜は手袋をして寝ても知らぬうちにかきむしって、朝起きたら血だらけという悲しい子ども時代をすごしてきました。結局、ステロイド頼りです。でもステロイド剤は副作用があってよくないという話をよく聞きます。中毒になり、だんだん強くしないと効かなくなる……というのです。そこで症状がちょっと軽くなったところで、思い切ってステロイド剤の使用をやめてみることにしました。

大学一年生の夏のことです。すさまじいリバウンドが倉下さんを襲ってきました。ワキの下、太もものつけ根、首などのリンパ腺がパンパンにハレてきました。体から出る黄色い汁でシーツも布団もドロドロ。ひと晩寝て朝起きると、口が開けられないほど吹き出もので固まってしまっています。

ご飯が食べられないので、スープを口の端から差し込んで流し込むというありさま。体重はあっという間に一〇キログラムも減ってしまいました。学校は休学です。

「学校もイヤ！　病院もイヤ！　クスリもイヤ！」

倉下さんは人間不信の固まりになってしまいました。でも背に腹は代えられません。またステロイド剤の使用を始め、あとはイタチごっこ。そんなときステビアのことを初めて知ったそうです。アトピーにも効くということで、半信半疑で「私も使ってみようかしら？」と思い、ステビアを入手しました。

そして朝食前に十ミリリットルずつステビア草・エキスを飲み、またお風呂上がりに湿疹が残っていた患部にステビアのクリームを塗りました。飲むことに抵抗感はなかったのですが、患部に塗ったときは初めはピリッとしみました。

一週間、二週間、三週間…。ほとんど変化がありません。「なんだこんなもの、やっぱり効かないじゃないの」――そろそろやめようと思い始めた二ヵ月後なんと目に見えて効果が現れてきたというのです。

なかなか取れなかった、首すじ、頭、あごの下のかゆみが消え、湿疹もかなり少なくなってきました。湿疹があった部分も、以前よりずいぶんきれいに、なにかつるつる、すべすべになってきました。えぐれた肌もどんどんとよくなっていくのがわかりました。三ヵ月ではっきりと改善を自覚したのです。

「いま、私は信じられないほどきれいな肌になり始めました。あの気の狂いそうなかゆみも、最近は全然出てきません。完全にアトピーにサヨナラする日が一日も早く来るように、これからも毎日ドリンクを飲み、クリームをつけ続けようと思います」

倉下さんはその体験をこう締めくくっています。ステビアが持つヒスタミンを抑える力が働いて、ここまで回復したのです。ステビアはアトピーの面でも多くの喜びの声に支えられているのです。

ステロイド――この妙薬も使いすぎると〝悪魔のクスリ〟になりかねない

アトピーの問題については、いまや専門の月刊誌ができるほどの社会問題と化しています。専門書はもちろん、医者の先生方の発言もたくさんあります。

これから書くことは、あるいは読者のみなさんならすでにご存じのことかもしれません。でもアトピーとステビアの関係を語る前段として必要な部分ですので、読み通していただければと思います。

アトピー障害で問題なのは、なんといってもステロイド剤の功罪でしょう。ステロイド・ホルモンは現在、各種アレルギー症の特効薬として、世界的に広く使われています。一九四八年に慢性リウマチの患者に対して劇的な効果があったことから、臨床効果が認められました。

アトピーを始め、花粉症、ぜんそく、リウマチなどがその対象ですが、なかでもアトピー性皮膚炎の患者の多くに使用されてきました。対症療法（症状だけを取る療法）として、一時的に湿疹やかゆみを抑える作用にはすぐれているからです。

アトピー性皮膚炎は、遺伝的な因子やストレスなどが複雑にからみ合った湿疹です。それだけに治療もなかなか難しく、いまのところ、ステロイド・ホルモン剤が、唯一の治療法とされています。

ただ、問題は副作用です。たしかにこのステロイド剤は、一時的には効果を発揮し治ったりもします。でも安易にステロイド剤を使い続けると、胃、肝臓、腎臓をボロボロにし

アレルギー症状が出たらステビアパワーの新事実を「アトピーにさよならする日が一日も早く来るように…」

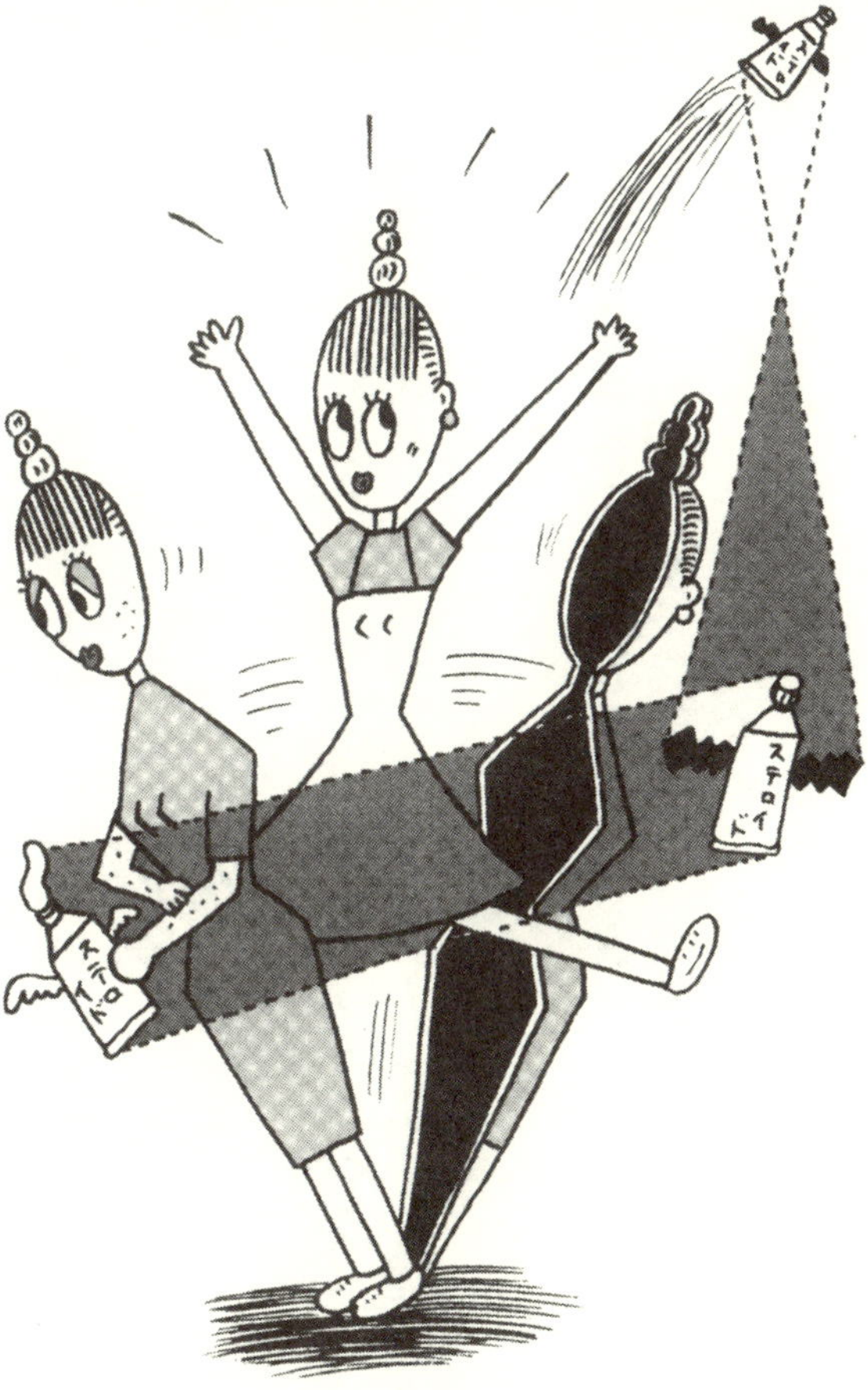

▷ステビアはアレルギーの元凶を解毒する作用があるほか、体質そのものを改善し、薬の副作用からも解放してくれることが期待されています。

てしまうからです。ステロイド剤はすばらしいクスリであると同時に、〝悪魔のクスリ〟にもなりかねません。またステロイド剤は水に溶けにくいため体外に排出されにくく、白内障（目のレンズに当たる水晶体が濁って視力が落ちる病気）を起こすこともあります。

そしてアトピー患者の場合はとくに、皮膚が象の肌のように角質化して、硬く、黒ずんできます。肌の弾力がなくなって萎縮し、感染症（細菌などの感染で起こる病気）を起こして赤くただれたりします。

さらに一度使い始めて途中でやめるとすごいリバウンド現象……。それは本人だけにしかそのツラさがわからない悲劇です。しかもこのクスリの副作用の害を抑える食べ物など、いま世界中探しても見当たりません。でも、ステビアがあったのです。

眠気なし！　安心して連続服用できる抗ヒスタミン効果

前述のように、ステビアはアレルギー体質を緩和する可能性があります。日本水産学会で発表された抗ヒスタミン効果によるものと考えられます。

アトピー性皮膚炎や花粉症、ぜんそくなどは、いわゆるアレルギーといわれています。アレルギーの原因は、〝免疫力の過剰反応〟です。その過剰反応を起こす引き金物質がアレルゲン（異物＝抗原）で、吸入性、食事性、接触性、細菌性の四つがあります。

吸入性には花粉やハウスダスト（ほこりや家ダニ、布団の綿など）、動物の毛など。食事性には牛乳や卵、魚介類、ソバなど。接触性としては化粧品で起こることもあります。大人で多いのが吸入性、子どもでは食事性が主な原因になります。

実はこれらのアレルゲンは、ちょっと前までは日本人にとっては特別な異物ではありませんでした。つまり病原菌の仲間ではなかったのです。たとえば花粉症はご存じのとおり花粉によって起きますが、この花粉など、もともとアレルギー体質の人以外には体内に吸入しても何の害もないものでした。

ここでいうアレルギー体質というのは、遺伝性のものです。ただし抗体（免疫グロブリン）が激しく抵抗しやすい体質が遺伝する——ということで、花粉症やアトピー性皮膚炎がそのまま遺伝するということではありません。

ところが最近では、強いストレス社会の影響や食生活の変化などによって、これまではごく普通の体質だった人でも、ちょっとした異物まで体内の抗体が〝害のある物質〟と認定してしまい、激しく抵抗してしまうようになってしまいました。

これらのアレルゲンが体内に入ると、まず細胞膜の免疫グロブリンＥ（ＩｇＥ＝抗体）が激しく反応します。自分たちだけで処理しきれないと、すぐ白血球やリンパ球などの免疫細胞軍団に「ヘルプ・ミー！」の信号を送り、マクロファージなどが飛んできます。

一方、花粉のほうでは、体内で抗体と激しく反応し、ヒスタミンやロイコトリエンといったアレルギー症状を起こす〝悪玉物質〟を発生させます。こうしてヒスタミンと免疫細胞の全面戦争になり、活性酸素を激しく出します。この活性酸素が〝両刃の剣〟となって、アレルギー症状がさらに進んでしまうわけです。

私たちは、風邪を引くと高熱が出ます。この高熱こそ、免疫細胞と体内に侵入してきた異物（病原）との激しい戦いの証拠ですが、アレルギー症状もまた、ヒスタミンと免疫細胞たちの激しい戦いの証拠なのです。

ヒスタミンには、血管を拡張・収縮させたり、血小板を固まらせたり、胃酸の分泌を促進する作用があります。このため、戦いの場が皮膚組織ににじみ出るとアトピー性皮膚炎、鼻や目で起きるとアレルギー性鼻炎、気管支の平滑筋をケイレンさせるとぜんそくや呼吸困難、胃に起きれば胃酸過多から起きる胃潰瘍……ということになります。

そこで現代の治療法では、まず「アレルギーの元凶であるヒスタミンを発生させない」ことを考え、その結果つくられたのが、いわゆる抗ヒスタミン剤です。

ヒスタミンの経口薬剤としては、塩酸ジフェンヒドラミン、塩酸プロメタジン等の抗ヒスタミン剤を含有する薬剤が市販されています。しかし抗ヒスタミン剤は一般に眠気を催す副作用があり、意欲的に仕事や勉学に取りくむ場合、決定的な欠点となります。また、そのほとんどが化学合成物質で、人体にとっては本来が異物です。

そこで眠気等の副作用がなく安心して連続服用できる、天然物由来のアレルギー性疾患を緩和する物質が求められていました。

ところがこのステビアに、「ヒスタミンを解毒する作用がある」ことが判明したのです。そのことを一九九七年の日本水産学会秋季大会で報告したのは、やはり東北大学農学部のメンバーでした。

例によってニジマスを実験に用いたのですが、ニジマスにヒスタミンを配合した餌と、ヒスタミンとステビア抽出物を配合した餌を与えて飼育したところ、ヒスタミンのみを配合した餌を与えたグループでは、これまでの報告通りニジマスの成長が悪くなり、解剖した結果ニジマスの胃がただれていました。

これに対し、ヒスタミンとステビアを配合した飼料グループではニジマスの成長も問題なく、胃の状態も正常だったのです。つまりステビアには、ステロイド剤を使う以前の、アレルギーの元凶であるヒスタミンを封じこめてしまう作用があったのです。アトピーを〝元から断つ〟というわけです。長年ステビアの持つ可能性を追い続けてきた、一つの結果でした。

愛和クリニックの本村昌子院長といえば、診療現場で長年アレルギー病の診察にたずさわり、ステロイド・ホルモン剤の副作用を抑制する物質の開発にも取りくんでこられた方です。

一九九三年、「プレドニン」というステロイド・ホルモン剤を使って、①普通の餌、②プレドニン＋餌、③プレドニン＋ステビア濃縮液＋餌、の三種類の投与群でマウスの成長比較試験を行った結果、ステビア濃縮液の添加で明らかにステロイド・ホルモン剤の害を抑制する作用があることを発見されています。

アトピーの原因になる便秘を追放

便秘はアトピーの大敵です。ステビアにはその便秘の追放にもささやかながら貢献しています。含有する酢酸が、腸壁を刺激して腸のぜん動運動をうながすからです。

便秘は、体内の血液を汚すという点で、やはり〝百害あって一利なし〟です。出るべきものが出ないのは、イライラのもと、ヒステリーのもとです。健康の三要素は、〝快食〟〝快眠〟〝快便〟といわれますが、誰しも、朝、スムースに便が出れば「今日は、調子がいい」と感じるものです。

また出るものが出ないということは、腸内の善玉菌と悪玉菌の戦いで、悪玉菌の強い味方になります。善玉菌が悪玉菌によってその働きを封じられ、さらに便秘がひどくなります。悪循環です。

私たちの腸内は、約一〇〇種類一〇〇兆個もの細菌で満ちあふれているといわれています。細菌には、人間のためになる（プラス作用をもたらす）「善玉菌」と、人間のためにならない（マイナス作用をもたらす）「悪玉菌」、両方に属さない「日和見菌」の三種類があります。

善玉菌の代表といえば、乳酸飲料などで知られるビフィズス菌、乳酸菌などです。一方の悪玉菌は、大腸菌、ブドウ球菌などです。

ビフィズス菌は、オリゴ糖や乳糖を利用して乳酸と酢酸をつくります。乳酸と酢酸が腸壁を刺激し、腸のぜん動運動を促進し、便秘を解消してくれます。

一方の悪玉菌は、好物の肉から動物性脂肪をエサに繁殖し、食べた物を腐らせ、その結果、アンモニア、硫化水素などの有害物質を腸内に発生させます。これが血液の中に吸収され、そのために血液が汚れてしまうわけです。

汚れた血液は、体内を循環している間に抵抗力の弱い部分に炎症を起こし、さまざまな病気の原因になります。お肌のトラブルはもちろんのことです。

同じ便秘でも、やっかいなのは宿便です。宿便とは、大腸の中にとどまっている便（老廃物）です。宿便は、ウンチが腸内で水分を吸収されて固くなり、腸壁にこびりついたも

のです

このように腸管が汚れていると、いろいろと不都合なことが起きてきます。便を形成しているものが腸内で腐り、やがて毒素を発するようになるからです。その毒素が血管内に吸収されると、やはりいろいろな器官や機能に害を及ぼすのです。

また、宿便を出すと頭スッキリの爽快感があるところから、宿便が腸内情報を脳に伝達する腹腔神経の働きを遮断しているのでは――いう説も出ています。

こんな便秘の解消に薬剤を使うのはよくないと、お医者さんならみんなそういいます。腸にクセがついて、本来のぜん動運動を忘れてしまうからです。こうなると、もう一生下剤を手放すことができなくなります。これもいわば一つの病気です。薬物依存症と同じような心境でしょう。

その点、ステビア草・エキスには腸のぜん動運動をうながす効果もあります。しかも下痢症状が起きません。ステビアは葉緑素とベータ・カロチンを含んでいますが、この葉緑素は腸壁の運動を活性化する作用が強いのです。そのため便秘の解消にもすぐれた効果が期待できます。

葉緑素を摂取すると、触媒作用によってきれいな血液がつくられ、汚れた血がきれいになります。この働きを助けるのが、葉緑素とベータ・カロチンです。

アレルギーに強い体質をつくる

ここまで、ステビア草・エキスの抗ヒスタミンの薬理作用について述べてきました。しかし、これはあくまでも〝対症療法〟です。アレルギーが〝免疫の過剰反応〟であるならば、その過剰反応を抑える方策こそ基本的な治療法といえるでしょう。つまり、アレルギー症状を薬剤で一時的に抑えこんで緩和しても、アレルギー体質そのものを消すことはできません。

たとえばアレルギー性疾患の原因として考えられることの除去があります。花粉、家ダニ、ホコリ、排気ガス、食物アレルゲンなどがそれです。住宅建材のホルムアルデヒド（揮発性有機化合物）などもアレルゲンの一つと考えられているようです。

いずれも自然環境や社会環境の変化にもとづくものが多いことにお気づきでしょう。加えてストレスとなれば、これはもう私たち市民一人ひとりの力ではどうすることもできません。せいぜいできることといえば、ホコリやダニを除くとともに、食生活の改善と抗酸化食品の摂取しかありません。

〝免疫の過剰反応〟というのは、わかりやすくいえば「活性酸素が活躍しすぎる」ということです。ということは、活性酸素の暴発を抑えればいい――答えは単純明快です。抗酸化食品の出番です。強力な抗酸化物質の補強によって免疫システムを正常化かつ安定化させることです。

実際、重症のアトピー患者が抗酸化物質の投与で治る——という研究が発表されています。ビタミンCや、ベータ・カロチンなど抗酸化物質の投与と、脂肪や糖類の摂取を控える食事指導の組み合わせで著しく改善される——という研究がそれです。

日本ビタミン学会で発表したのは鹿児島大学医学部の研究チームでした。

当時の新聞記事によれば、多数の患者の血液調査の結果、アトピー性皮膚炎の患者では正常な人に比べ脂肪や砂糖の体内の代謝能力（エネルギーとして消費させてしまう能力）が落ちており、体内に過剰に蓄積していることがわかったといいます。

またアトピーの炎症は体内に生じた活性酸素によって起こるとされていますが、患者さんはこの活性酸素を除去する酵素の働きが弱いことも突き止めたそうです。

そこで研究チームは、患者さんに対し植物性の脂肪と砂糖、卵、牛乳の摂取を控え、魚や野菜を多く食べるように指導、さらに活性酸素を除く抗酸化力のあるビタミンC、ビタミンE、ベータ・カロチン、ビオチンなどの服用を三〜五ヵ月続けてもらったところ、症状が著しく改善したというのです。

アトピーの代表的な治療法の一つであるステロイド投与でも効かなかった難治性の患者

さんに対しても期待できる可能性があったというのですから、これはなかなかのものです。そしてステビア草・エキスにも、ビタミンE、ベータ・カロチン、ビオチンなどの抗酸化物質が含まれています。

要するに、健康の源泉は一つひとつの細胞です。細胞が元気なら体も元気、細胞に元気がなくなれば体も当然元気がなくなる。抗酸化物を十分細胞に与えて、細胞そのものを活性化し、アトピーやアレルギー症そのものに負けない体質をつくることが大事なのです。

このように、アトピーこそ〝ステビア免疫草〟の真価が発揮される病気なのです。

肌すべすべの美容に対する効果

ステビアには、美容に対する効果もありました。顔に塗ると、肌がきれいになるというのです。

その根拠は、ステビアが持つ高い抗酸化活性によって、皮膚細胞が若々しくよみがえったという体験例があるからです。皮膚細胞での新陳代謝を活発にして、古い角質を捨て、新しい角質を生み出すと考えられています。

また、ステビアが含有する成分である「酵母」の働きも見逃がせません。研究テーマからすればホンの副産物なのですが、体験者のみなさんの声をうかがうと、ホンの副産物というには余りある効果が期待できそうです。

医学書によると、肌荒れのメカニズムはこうなります。

太陽光線などの紫外線が地球上のものに当たると、一重項酸素という強力な活性酸素を発生させます。

紫外線には殺菌効果があり、布団などをベランダに干して日光を浴びさせるのはよいことですが、必要以上の日光は皮膚にとっては大敵で、活性酸素や過酸化脂質の生成でシミ、ソバカスなどの皮膚障害を起こし、老化の原因になります。日焼けすると肌全体の潤いが失われるのです。

シミ、ソバカスの元はメラニン色素です。紫外線によって過剰発生した活性酸素は、メラニン色素を著しく発生させ、皮膚の細胞をつくっているコラーゲン繊維を切断してしまいます。これが皮膚のたるみやシワの原因になります。

皮膚細胞にはもともと紫外線を散乱・吸収させる力や抗酸化力が備わっているのですが、過度に浴びてしまうと、防御能力を超えてしまいます。赤道に近い国の人間ほど紫外線への対抗手段として皮膚の色が黒くなるのはその防御機能の一つです。

夏の海岸での日光浴による日焼けもヤケドの一種ですが、長時間の日光浴は皮膚のみならず血中や臓器の過酸化脂質も急激に増加させます。ステビアがその過酸化を防いでくれるわけです。

化粧かぶれも、紫外線と化粧品の成分や各種の添加物が刺激しあって、皮膚の過酸化脂質が増加することで起こります。

現在あるステビア化粧品とステビア健康ドリンクは、ミネラルが豊富な天然水を用い、煮沸・濃縮・発酵・熟成してできたステビア草・エキスがベースとなっています。

ステビア草・エキスは皮膚の抵抗力を強め、かぶれやニキビを予防し、角質化した肌やカサカサな肌をすべすべにします。また、骨の生成、血球の再生、解毒作用の働きもします。ペーハーは肌と同じ弱酸性。赤ちゃんにも使えるほど肌にやさしい化粧品です。

その効果として、二つのことが考えられています。

まず一つは、コラーゲンと同じ硬タンパク質の一つであるエラスチンを、活性酸素の害から守る働きです。コラーゲンが主として骨格や筋肉の腱、血管壁を構成しているのに対し、エラスチンは皮膚組織の弾力性、みずみずしさの保持に役立っています。そのエラスチンが活性酸素によって破壊されると、皮膚にシワが多くなる、というわけです。

そしてもう一つは、一般に女性ホルモンといわれているエストロゲンの消失を防ぐ働きです。エストロゲンの分泌は老化とともに低下し、低下すると皮膚に張りがなくなり、乾燥しやすくなります。茶色のシミ（老人性色素斑）が沈着しやすくなります。

このステビアの含有効果に対して、さまざまな体験例が寄せられています。

兵庫県のOL・中井ひかるさん（二七歳＝仮名）は、中学生のときから約一〇年間、ひどいニキビに悩まされてきました。顔だけでなく背中や胸にまでニキビができて、さらにニキビ跡も残って最悪です。

中学や高校のとき、体育の授業の水泳が本当にイヤでした。水着になると、「あなた背中にもニキビがあるの？」と同級生たちにはやしたてられ、つらい思いをしたからです。

母親は「おとなになったら治るわよ」といい続けてきましたが、短大に入っても、卒業してOLになっても、ちっとも治りません。医者にもずっと通っていましたが、いろいろな塗り薬を塗っても、飲み薬を飲んでも、効果がほとんどなくあきらめていたそうです。

そんな中井さんが二五歳になったときのことです。職場の後輩に、S子さんという子がいました。中井さんほどではないにせよ、この子もなかなかの〝ニキビちゃん〟だったのですが、ふと気がつくとすっかりきれいになっているのです。

「いったいどうしたの？」とたずねてみると、「ステビアを飲んでいる」というのです。S子さんのお父さんが体にいいとすすめられて、一家そろって飲み始めたら、便秘症だったS子さんの便秘がすっかり治ってニキビもすっかりきれいになってしまった――というのです。

中井さんもすぐさまチャレンジすることにしました。そして二カ月後、人からは「ひかる、きれいになったんじゃない？」といわれましたが、自分ではあまり変化がないような気がして、中井さんはそれから二ヵ月ほどステビアをやめてしまいました。そうしたら前よりニキビがひどくなったような気がして、あわてて一〇月からまた飲み始めたそうです。

一カ月間はあまり変化がないように感じました。が、今度は二カ月目に入ると確実によくなってきた気がしました。それは大きなニキビが少しずつ減ってきていることがわかったからです。

中井さんは思い切って、飲むのと並行してステビア草・エキスの原液をニキビにつけ始めました。今度はどんどんよくなるのがわかるようになりました。

それから半年、飲み始めてから一年たったある日、鏡を見ると、そこに別人のようにつるつるときれいな顔になった二六歳の中井さんがいました。顔も背中も、よくよく見ても、小さなニキビとニキビの跡が少しわかる程度です。

「はじめはなかなかよくならないと思いました。それでも根気よく続けたことがよかったのだと思います。やはり患部そのものと、体の内側からの改善との両方が相まって効果が出たのでしょう」と中井さんは感想を語っています。

似たような体験談は、ほかにもあります。たとえば栃木県のK美さんは、ステロイド剤を塗る日々が一〇年も続いて、顔の黒ずんだシミは「一生とれない」とあきらめていたところステビア草・エキスを紹介され、飲用したりローションの塗布を六ヵ月。いまではかゆみがなくなり、顔の皮もひと皮むけてシミが薄くなっているそうです。

埼玉県の東武線北大宮駅近くでスナックを経営するY子さんは、直径八ミリ大のうす茶色のシミが、七ヵ月で半分に、色も薄くなりました。ほか、

「仕事中、唇にひどいヤケドをしたのですが、ステビア草・エキスを塗ったら、痛みがなくなり、一週間でよくなりました」（鹿児島県　Sさん）

「手のひらにヤケドをしましたが、ステビア草・エキスをつけたら軽くすみました。傷も残らず、新しい皮膚ができました」（神奈川県　Nさん）。

「おむつかぶれに、お湯一〇〇ミリリットルにステビア草・エキス五ミリリットルを入れ、一日三回すり込んだら、四日でよくなりました」（宮崎県　Tさん）

こうした声が多数寄せられていますが、個人差はあるのでパッチテストは必要です。

（2）「生命力のある土壌が生む食べ物」のパワー

生命力ある食べ物はいい土壌から

前項では〝アレルギー体質の改善〟の重要さを訴えてきました。私たちの免疫力（自然治癒力）を高めるためにも、〝アレルギーに強い〟体質をつくることが大切です。そのためにステビアが役立ちます。

私たちのアレルギー体質化には、食物アレルギーもまた大きな問題です。食事の好き嫌いもそうですが、食物そのものの成分変化のほうがもっと根本的です。

たとえば牛乳アレルギー、そばアレルギー、大豆アレルギー。これらは体質改善が必要です。

ただし、高分子食品である牛乳も、ヨーグルトにすれば低分子加工になって、胃で分解できるのでアレルギーになりにくくなります。また、大豆も本来は高分子食品ですが、みそ、しょうゆ、納豆に加工することでより〝体にいい〟食品に変わります。

しかし、食品そのものが、田や畑から穫れた時点ですべて劣化しているとしたら、何を食べても細胞は喜びませんし、抗酸化効果を発揮することもできません。作物にとって、やはりなにより大事なのが「土壌」です。

日本総合医学会副会長で、農業科学研究所長の中嶋常允理学博士は、「生命力ある土壌の復活」を長年唱えてこられました。その中嶋博士によると、英国の経済評論家シューマツハは、その著『スモール・イズ・ビューティフル』の中でこういっているそうです。

「物的資源の中で最大のものは土地（土壌圏）である。社会が土地をどう保全、利用するかを見れば、その社会の将来は想定できる。土地は、人間を含む生物生存の場であるばかりでなく、健康と美の永続性を保証するものである。幾多の文明は、土壌の劣化によって滅びていった」

けだし名言というべきでしょう。

土壌を悪くしてきたのは、繰り返しますが化学肥料の大量使用と農薬の使いすぎです。つまり、いい作物が育つためには、土地が丈夫でなければなりません。ところが肝心のその土がどんどん弱ってきています。つまり生命力のある作物が穫れないのです。

昔のトマトやキュウリは、土の香りがするそれはコクのあるおいしい味の野菜でした。そして野菜は本来、皮をむかないで食べるのがうまいし栄養分たっぷりなのです。

さて、ではいい土というのはどういう土のことでしょう？　何度も申し上げますが、いい土というのは、有用微生物がいっぱいいる土のことです。

土壌中には有用微生物と有害微生物があり、適当なバランスを保っていることで農作物の根をとりまく土壌関係を整えています。

作物の根は、炭水化物、アミノ酸、有機酸、酵素などを含んだ根酸という分泌液を出していますが、これが根の周囲の根菌微生物の栄養分になります。根菌微生物のほうもアミノ酸、酵素、ホルモンなどの分泌液を出して根の養分吸収を促し、土壌病原菌などから根を守ります。

両者の協力関係がしっかりすると、根が発達して地上部の茎も丈夫に生育し、免疫力も高くなります。根のまわりが有用微生物にとり囲まれガードされているので、有害菌は自分の勢力を伸ばすことができず、したがって植物は病気になりにくいのです。

ところが私たちは、長期間にわたって農薬や化学肥料を大量に使い続けてきました。おかげで土の中にある有用微生物が大幅に少なくなり、土地がやせてしまったのです。力のない土地で育てられた作物は本来の味や香りが少ないばかりか、ビタミンやミネラルの栄養分も少なく、おいしさも格段に落ちてしまいます。

これまでの農業は農薬や化学肥料の使用によって飛躍的に農作物の生産性を向上させてきましたが、一方で農作物の病原菌や害虫に対する抵抗力をなくし、自然治癒力を衰えさせてしまいました。

さらに、有機リン系や有機塩素系農薬などに含まれる有害な化学物質が土の中に蓄積されて、作物に吸収され、それを食べた人間にさまざまな悪影響が出てきます。複合汚染の形でじわじわ体を蝕んでいくのです。

たとえば化学肥料のリン、硫黄の酸化物です。これらが土の中で水に溶けて金属と反応し、塩類になって、土中に蓄積されます。この塩分濃度が高すぎると植物が水を吸収できなくなり、枯れてしまいます。いわゆる塩害です。

さらに現在は、植物栽培にも成長促進剤としてホルモン剤が使われています。それを食べた人間の体内に入ると、残留してなかなか体外に排出できず、体内に蓄積されて生体機能を狂わせます。しかもコワいのは、食べているその世代だけではなく、母胎を通じて二世代、三世代と続いていったときのほうが心配です。

たとえば、ステビア栽培のおコメと野菜に

宮城県東北部にある中田町は天皇陛下への「献上米」の里としても有名で、昔からササニシキの産地として知られていました。

その中田町でステビアを使ったコメづくりを最初に行ったのが千葉三男さんです。宮城県の農業改良普及センターの所長をしていた千葉さんがステビアと出会い、自宅の畑の一部を使ってキュウリやトマトなどを実験的に栽培し、病気にかかりにくく、味もよくなったため、稲作にも応用しようとしたのです。一九九一年のことです。

四月の田起こしの時期にステビア粉末を、水を張った水田にステビア濃縮液を、さらに

穂が実るころに再びステビア濃縮液を入れ、収穫前に葉に散布するという方法で始めましたが、害虫の発生が予想される年には葉への散布を控え、根からの吸収を中心にするなど工夫をこらしています。

ステビアを使ったおコメの栽培を始めてから三年目は、冷害による大凶作の年でしたが、周辺農家が六～七割の減収だったのに千葉さんの、ところは三割減ですみ、異常気象にも強いことがわかりました。

ステビア米は農家にとって反当《たんあた》りの収穫量が増え、高価格で取引ができるというメリットのほか、消費者にとっても「粘りがあり、ほんのりとした甘みがあり、炊き上がりの香りと風味が格別で日保ちがよく、冷えてもツヤがよく味が落ちないうえに、長期間保存してもおコメの品質劣化が少ない」――という特徴が評価されているようです。

（財）日本穀物検定協会の五段階評価でもトップの「特A」を取るほどですが、さらに注目すべきは、穀物アレルギーに悩まされている人々が食べても、アレルギー症状が出にくい――という声が出ていることです。そのメカニズムは、アレルギーの元になるアレルゲンの生成を抑え、ヒスタミンを解毒しているからだと考えられています。そうしたことから、中田町では付加価値米の一環としてステビアによる「アレルギー予防米」づくりにはげんでいます。

おコメだけではありません。全国各地の農家で、ステビアを使った果物や野菜づくりが試みられています。

一九九一年九月二八日、東北地方を台風一九号が襲いましたが、とくに青森県のリンゴ園に大きな被害が発生しました。その台風の通り道に当たる宮城県中田町のリンゴ園でもリンゴが大量に落下したにもかかわらず、ステビアを使って栽培していた同じ中田町のリンゴ園ではわずかのリンゴしか落ちず、最小の被害ですんだ——と喜ばれたそうです。

ふつう、実が熟しきったり、強風にさらされたりすると、木本体が実を支えられずに地上に落ちてしまいますが、ステビア栽培のリンゴは落ちにくいといわれています。おそらくはステビア濃縮液がリンゴの木の植物ホルモンによい影響を与えたのだとおもわれます。また、ステビアを使ってとれた果物は十分糖度があり、品質もよく、ビタミンやミネラル、アミノ酸も多いという結果も得られています。

さらに、老化が進み、わずかしか実がつかなくなった木に、ステビア濃縮液やパウダーを与えたところ、みるみるうちに活力を取り戻し、多くの実をならせるようになったという例が、数多くの栽培農家から報告されています。果樹園の木が病気にかかりにくくなったという報告もあります。

フルーツから肉・魚まで
超健康にステビアが育てる！

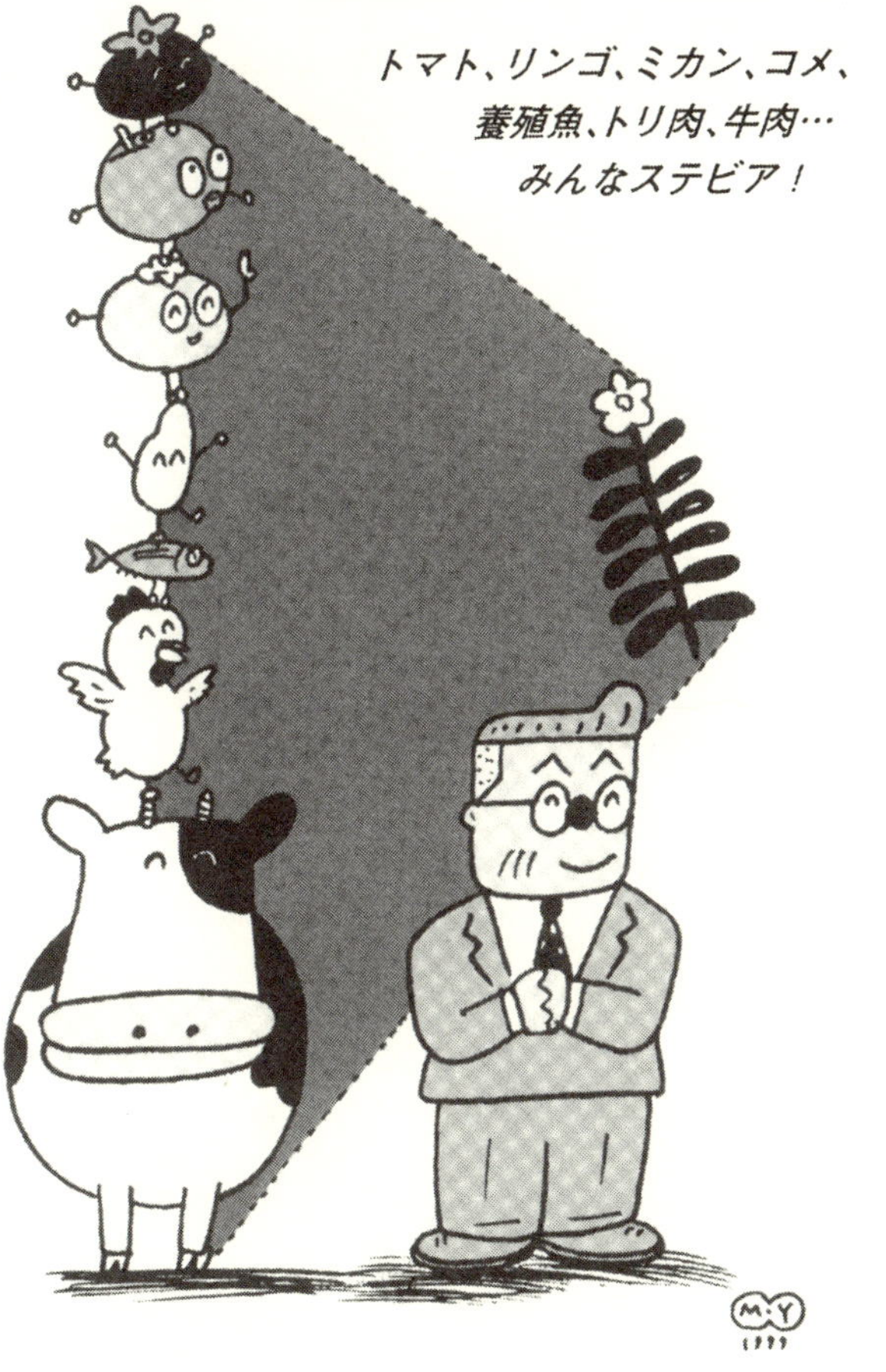
トマト、リンゴ、ミカン、コメ、
養殖魚、トリ肉、牛肉…
みんなステビア！
M・Y
1999

▷「味が良い」「成長が良い」「アレルギーが出にくい」――ステビアを用いて育成した様々な付加価値食品が、すでに全国各地で実績をあげています。

（3）日本全国で実証！ステビアの大地の恵みの数々

おいしいおコメは土づくりから　宮城県加美町

米どころ宮城県の加美町を本拠地とする菅原精米工業は、精米、米販売を続けて六〇年。安全でおいしい米作りにこだわり続けてきました。

菅原精米がステビアが持つ成分のパワーに注目し、米作りに活かそうと試験栽培に踏み切ったのが二〇年前。「おいしいお米は土壌作りから」の菅原精米の基本的考え方とステビア農法が合致したのです。

菅原精米さんのホームページを見ますと「『おいしいお米は土壌作りから』この考え方を基本に、化学処理をせずじっくりと成熟発酵して作ったステビア濃縮液を農法に導入。ステビア濃縮液は、土壌中の農薬や化学肥料の残留有害物質を分解・解毒し、安全でヘルシーなお米作りに大きな効果を発揮します。お米一粒、一粒がステビアの持つ成分と土壌の成分をバランス良く吸収することで丈夫に育ち高品質になります。」と書かれています。

また「ステビア農法により、豊かに肥えた土壌でスクスク育ったお米は、食味計測機などで分析した結果、風味・粘り・ツヤ・食感とも高い数値を獲得。しかも、ほんのりした甘味と、冷えてもツヤが良く味が落ちないことが魅力的です」とも。

米づくりのプロ中のプロが太鼓判を押した農法がステビア農法なのです。

理想のイチゴを実現するステビア栽培！

ステビア栽培果物の実力が一番わかりやすいのが、このイチゴかも知れません！

ステビア栽培イチゴの上品な甘さは非常に高い評価を受けて、銀座の超高級果物店でも、毎年、高値で取引をされています。

真っ赤に色づき、とってもきれいなイチゴでも、食べたら味が無かった…と経験をされた方はたくさんいらっしゃると思います。これは〝青モギリ〟と言って早く収穫し追熟させる方法で、イチゴの見た目は良いのですが味がありません。

甘くて美味しいイチゴが食べたければ、真っ赤に完熟させてから収穫し流通すれば良いのですが、それにはイチゴの〝日持ち〟の良さが絶対条件です。それを実現するのがステビア農業資材がもたらす抗酸化力なのです。逆にステビア農業資材の抗酸化力がイチゴに乗り移らなければ、完熟イチゴの流通は絶対に無理だと青果市場関係者は断言します。

ステビアイチゴはまさに完熟させてから流通させることが出来るから、甘くて美味しいイチゴを消費者の皆様に提供できるのです。

そして、イチゴが自重で〝軸折れ〟し導管が一つでも詰まると、これまた味が無くなります。ステビア栽培なら茎が太く短くしなやかで強くなり軸折れしません。従ってステビア栽培のイチゴは甘くて美味しい確率が格段と高くなっているのです。

ステビアで土壌微生物を活性化すれば、根も茎も葉も実も元気になります。ステビア栽培のイチゴがさらに普及していくことは間違いないと思われます。

ナマで食べられるほうれん草、安全で、とても美味しい

茨木県鉾田市の冨田正一さんのほうれん草作りのこだわりは「ナマで食べられる」ということ。安心・安全でしかも美味しさを追求しています。無農薬栽培でステビア肥料を土作りから収穫までキッチリ使用しています。低硝酸態チッソの証明は色の淡さとエグ味のなさです。まさに安心・安全の証です。

また福島第一原発事故の問題では、同じ鉾田市で、同じくハウス栽培で、同じ日に採取した「ほうれん草」において、ステビア栽培ほうれん草からは、放射性ヨウ素131が県発表を大きく下回り、暫定規制値をもクリアしました。もちろんセシウムもクリアしています。

これは学術的な究明を待たねばなりませんが、農薬、残留硝酸態窒素からダイオキシンに至るまで分解することが証明されてきたステビア農法が何らかの影響を及ぼしているのではないでしょうか?

ブランド豚に生まれ変わった「上州ステビア育ち豚」

群馬県玉村町の月田ファームでは「上州ステビア豚」というブランド豚肉を製造し、ふるさと納税の御礼品にも選ばれています。

月田ファームのホームページによると「上州ステビア豚は、豚の健康を第一に考えた飼養管理を徹底しています。飼料は最新技術で加熱・加圧した消化吸収に優れた専用飼料に、ハーブの一種であるステビアの粉末を加えております。その結果、食欲増進につながり、〝健康でおいしい豚肉になる〟と常々考えております。管理面では、個人農家ですので、一頭一頭手間と愛情をかけストレスのかからない環境でのびのび育てています。ぜひこの豚肉をご堪能ください。」「美味しい豚肉を作り始めておよそ三十数年。輸入豚肉に価格では敵いませんが、味では負けないよう試行錯誤の末、辿りついたのが上州ステビア豚です。ここ数年、安定して生産できるようになりましたので、この機会にぜひご賞味いただきたく思っております。」とあります。

生産者の心意気が伝わりますね。

養殖魚の健康維持にもステビア飼料

畜産だけでなく、魚の養殖でも同じです。

養殖魚の抗生物質の与えすぎは大変大きな問題です。野菜同様、商品として採算性を考えると死活問題です。しかも水の中で飼う生き物ですから、どれか一尾に病気が出たらあっという間に感染して全滅してしまうことさえあります。その予防にあらかじめ抗生物質入りのエサを与えるわけです。

それを私たちが食べる。私たちが食べると、今度は私たちの体にとって有用な微生物、つまり悪玉菌と対抗してくれるはずの正義の味方の善玉菌まで一緒に殺してしまうわけです。そのために、体の免疫力や抵抗力が弱くなってしまいます。

そこで魚の飼料にステビアを添加すると、飼料の脂質の腐敗を遅らせ、魚自体も過酸化脂質の上昇が抑えられます。飼料をいいものにし、それを魚が食べ成長が促進される——というういい循環です。その魚を私たち人間が食べるのですから、体にいいのは当然です。

魚油・動物油・植物油の中で一番腐りやすいのは魚油です。酸化した魚油を含むエサにステビアを添加したものと添加しないものをニジマスに与えて比較すると、添加しないものは食いつきが悪いのですが、添加したものはよく食べて成長します。

魚はDHA、EPAなどの〝体にいい〟不飽和脂肪酸を高濃度で含んでいます。その脂質の過酸化がステビア添加で抑えられるということは、日本人の今後の食生活を考えるうえでも重要なことです。

魚は資源問題や二〇〇海里問題などにより、今後ますます養殖に依存する割合が高まることが予想されるからです。

魚は家畜より飼育が難しくナイーブな生き物です。

だからこそステビアの出番です。有害菌は殺し有用菌は殺さないステビアを飼料に混ぜれば、魚が元気になり、抗生物質の耐性菌を作ることもなく、安全性が高く、健全でおいしい日持ちの良い魚の生産できます。

香川県志度港で行われたタイ、ヒラメの試験で、ステビアを使用した区では肉質が向上し、内臓もきれいになり、何よりも味が良くなりました。上海水産大学でのエビの養殖の実験ではエビの死亡率が圧倒的に低くなりました。養殖の分野でもステビアに期待が高まります。

◆老化を止める百歳食　その6◆

「ドクター白澤オーガニックファーム」の農畜産物とは
注目の「平飼いオメガ3タマゴ」の決め手はステビア飼料

本書の監修をお願いした白澤卓二医学博士は、健康やアンチエイジングの決め手は何を食べるか…つまり「食事」だと考え、安心・安全な食材を提供するために「ドクター白澤オーガニックファーム」を立ち上げています。

その監修食材の第一弾として生まれたのが、ステビア飼料で育てたニワトリが生む「平飼いオメガ3タマゴ」です。オメガ3とは、不飽和脂肪酸のDHA、EPA、アルファリノレン酸などですが、人間は本来、魚から摂ってきました。しかし現在、魚由来の有機水銀が人体に残留して髪の毛から高濃度に検出されるなど様々な問題も表面化しつつあります。

白澤先生はこのオメガ3脂肪酸を陸上生物から摂取する方法はないかと検討しました。そして白澤先生は、実際に全国で六%くらいしかいない貴重な和種のニワトリを、平飼い（鶏をゲージ押し込まず地面に放して飼う養鶏法）で、しかも餌に抗生物質を入れず、健

ドクター白澤オーガニックファームの成果！

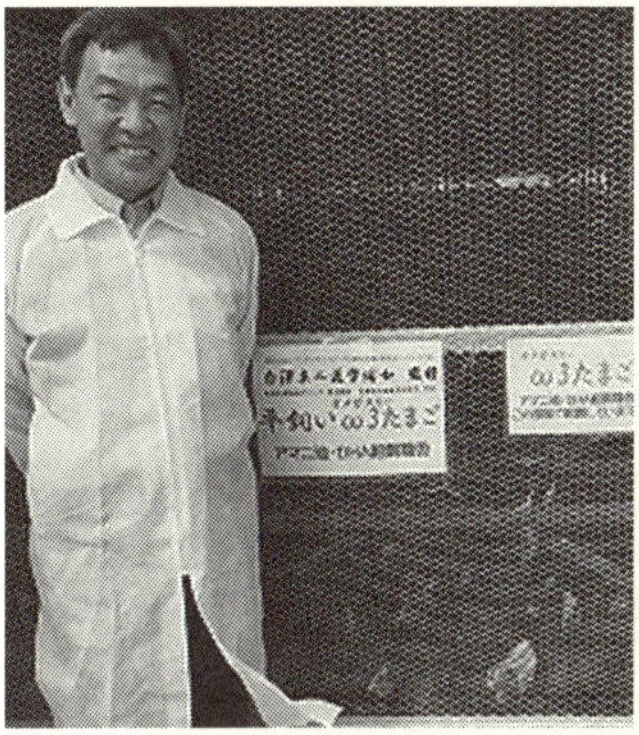

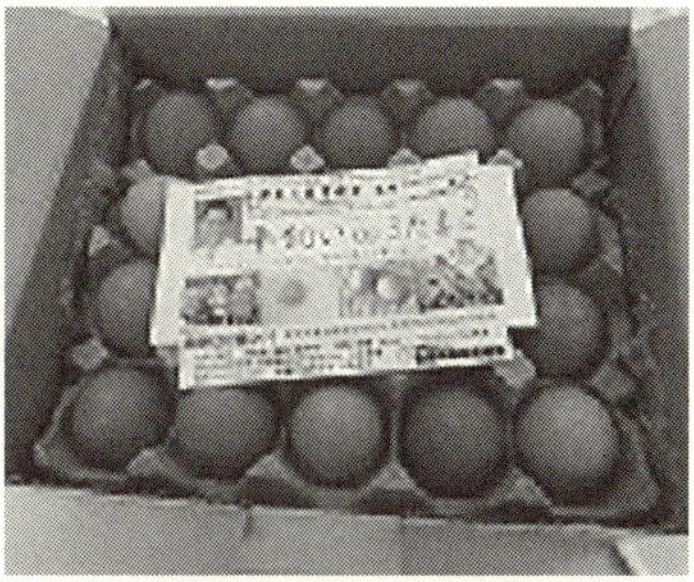

平飼いオメガ3タマゴ▶
ステビア飼料で育てた
驚異の健康タマゴ

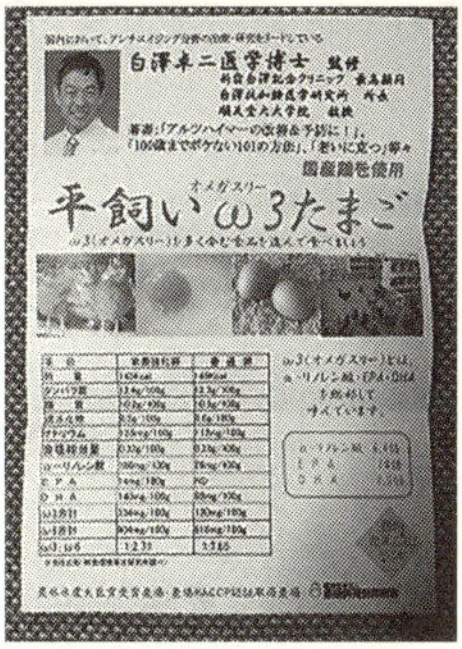

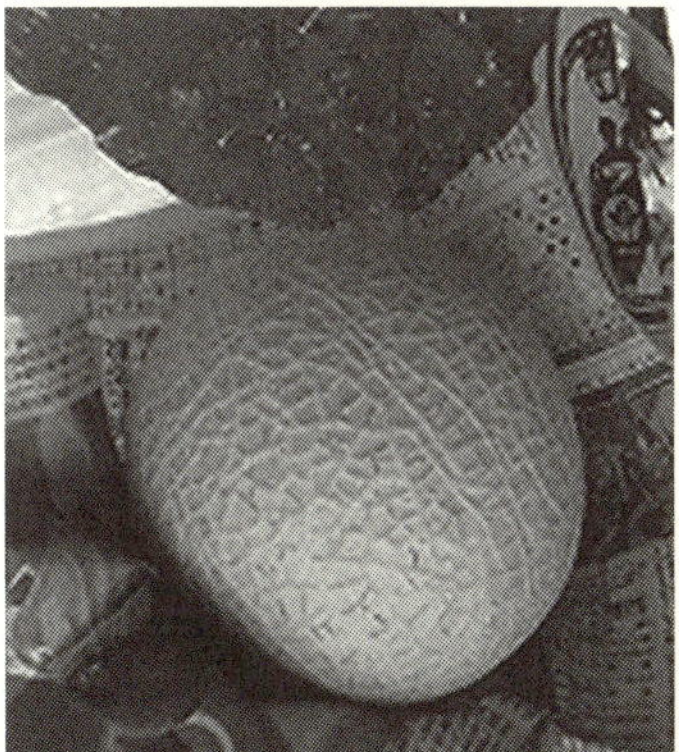

美味しい抗酸化メロン
も研究開発

育成中

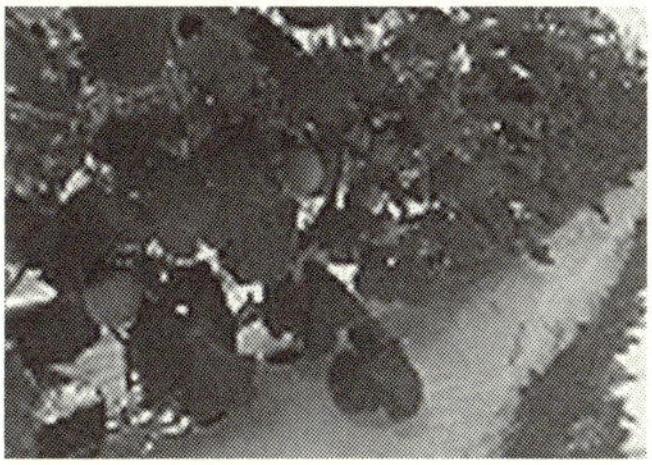

康でのびのびと育てていることで有名な長野県の会田共同養鶏組合と話し合いをして、オメガ3を豊富に含むタマゴを開発しました。

ニワトリの餌に亜麻仁油など、オメガ3が豊富な資材を加えることで、ニワトリが生むタマゴにもオメガ3脂肪酸が豊富に含まれるようになります。しかしオメガ3はとても不安定で酸化しやすく、最初はタマゴが生臭く感じたそうです。

そこで白澤先生はステビア農業資材のことを思い出し、さっそく十年来親交のあるステビア関係者と連絡を取り、ステビア農業資材を取り寄せ、ニワトリの餌に加えたところ、産まれたタマゴからは全く生臭さを感じなくなったのです。つまりステビア草・エキスの持つ抗酸化力がニワトリの全身に行き渡り、タマゴの中のオメガ3成分が酸化することを食い止めたからです。オメガ3が豊富に含まれる素晴らしいタマゴは「ステビア農業資材」がなければ誕生しなかったのです。

数年前まで日本では、コレステロールをたくさん摂ってはいけないからタマゴは一日一個と言われてきました。それが完全撤廃され、タマゴは毎日いくつ食べても良くなりました。

人間は健康なものを食べれば健康になり、病気（不健康）のものを食べると病気になります。白澤先生はオメガ3健康タマゴを一日二個以上食べることを推奨しています。

会田共同養鶏組合の、ステビア飼料を食べて健康な平飼いニワトリから生まれた、オメガ3が豊富な健康ステビアタマゴをぜひとも食べて、その違いを知ってほしいと全国の人々に呼びかけています。

フルーツの王様「メロン」の頂点を極める――山梨県石和町でステビア栽培に挑戦

「ドクター白澤オーガニックファーム」の監修第二弾は、山梨県は笛吹市石和町でのアールス（マスク）メロン栽培です。山梨県の日照時間は一年間で二四六二時間と全国平均を三八七時間上回っており、この独自の気候がフルーツ王国山梨を築いてきました。山梨県でのメロン生産はそもそも事例が少ないのですが、「ドクター白澤オーガニックファーム」の監修の元で、低農薬・無化学肥料でハウス栽培（地床）で取り組みを始めましたが、この方式は日本で初めてとのことです。

農業資材としてステビア完熟堆肥・クロレラ発酵ぼかし肥料・ステビア草発酵エキスを使用する事によりその土地の土着菌を活用し土を作り上げます。その事により土の有効微生物を活性化し、自然のミネラル・ビタミン栄養成分を吸収した作物になるのです。

一部の農作物活性化剤に見られるような南の方の県の土は活性化するけれども、北の方の県の土は活性化しないというような得意不得意がステビア農業資材にはありません。ステビア農業資材は、北は北海道から南は沖縄まで、日本全国どこの土地の土でも活性化するのです。これは大きな特徴です。

また、石和町のメロンは一個の実に栄養を全て集めて充実させる為、一株に一個の実だけを選び、後の実は摘果します。その為に余分な葉、つる、花等を摘果し、株の成長に併せて葉の厚み、大きさを判断しながら水やりのタイミング、水量を考えながら樹勢のコントロールをします。

その結果、収穫されたメロンの糖度は、いずれも一五度以上を実現しました。またステビアの抗酸化効果で、日持ちが抜群に良くなりました。日持ちが良いということは、より完熟に近い段階で収穫することが可能になるのです。（メロンはある程度の追熟は必要となります。念のため）

メロンは、バナナ以上にカリウムを多く含んでいます。カリウムには塩分を排泄する役割があり、高血圧に効果があります。その他ククミシンというたんぱく質分解酵素を含んでいます。さらにステビア資材から吸収された抗酸化物質が豊富であり、免疫力を高めるのです。

「ドクター白澤オーガニックファーム」の監修第二弾のアールス（マスク）メロンは、石和町のふるさと納税の御礼品にも選ばれ、さらに高級食材店などでも注目の的です。

た。

「ダイオキシン除去率九六％」の驚くべきデータとは

一九八三年、ゴミ焼却場の灰の中からダイオキシンが検出され、大きな話題になりました。

有機塩素化合物の総称であるダイオキシンは、人間が意図的につくり出したものではなく、主に塩化ビニールなど塩素系のゴミが不完全燃焼することで発生するものです。中には青酸カリをはるかにしのぐ毒性を持つものもあって、〝人類がつくった最大の猛毒〟といわれています。まさに〝人類をむしばむ化学物質〟です。

現在、地球上には約八万種類の化学物質があるといわれています。ごく最近までは、それらの薬品がＰＰＭ（百万分の一）の単位で人体に有害であるかどうかの研究がなされてきましたが、数十億分の一単位で有害であるかどうかの研究はほとんど行われていませんでした。

しかし、現在約三〇種類の化学物質が数十億分の一の単位で環境ホルモンとして働き、動植物の生殖機能を減退させるという深刻な影響を与え始めていることが、最近の研究で明らかになってきました。

ダイオキシンは体内で分解されにくく、三～一〇年あまりも体内に蓄積されてしまいます。生殖ホルモンに悪影響を及ぼし、生殖機能をも狂わせてしまうのです。胎児への影響は深刻で、成長ホルモンの分泌を妨げることもあり、デンマークの調査では精子の数が減少してしまうという例も指摘されています。

日本の母親の母乳からも高濃度のダイオキシンが検出され、その数値が、戦禍により土壌にダイオキシンが残存することで知られるベトナムでの数値より高かったという驚くべき報告もあるのです。

日本国内にある一八〇〇ヵ所以上の一般焼却炉（実に世界の焼却炉の七〇%を占める）をはじめ、学校、家庭、製紙、化学工場からも発生しています。一〇〇〇度以上の高熱で焼却されればダイオキシンが出ることはないのですが、設備が整っている焼却炉ばかりではないため、焼却炉からの発生は全体の八割を占めています。

煙突から排出されるダイオキシンは、空中から土壌や河川に降りそそぎ、海に流れこんでいます。野菜では、ほうれん草などの葉菜類が被害を受けやすく、水洗いや煮沸では取り除くことができません。

このおそろしいダイオキシンをステビアで分解できるかもしれません。住友化学分析センターの実験では、ステビア抽出液を添加した焼却灰の中のダイオキシン濃度を調べた結果、抽出液を加えない焼却灰に比べ、毒性等量（毒性の強さを示す）で九六%も減少していることがわかりました。

具体的には二〇キログラムの焼却灰を使い、そのうち一〇キログラムにはステビア抽出液（五〇％希釈液）を混合かくはんし、二四時間後に測定したところ、ダイオキシン（ＰＣＤＤ）濃度は一グラム当たり〇・四一ナノグラムから〇・一一ナノグラムに、ジベンソフラン（ＰＣＤＦ）濃度は、〇・六六ナノグラムから〇・二六ナノグラムに、毒性等量は〇・一二ナノグラムから〇・〇四五ナノグラムに減少したのです。

焼却施設でのダイオキシン除去などから、ステビアを用いた環境技術への応用の可能性が十分考えられそうです。

◆ステビアの注目の医学研究◆

残留農薬「硝酸態窒素」をも分解するステビア・パワー

硝酸態窒素。この化学肥料由来の残留物質が私たちの子孫に深刻な影響をもたらすかも知れない大きな問題となっています。

窒素・リン酸・カリウムは植物に必要な三大栄養素です。農作物を生産すれば土中から作物に吸収されるので、当然、土の中から失われていきますので肥料を与えるのです。

窒素の場合、硝酸態窒素の形でしか、植物は根から吸収して利用できません。通常、窒素肥料は、土壌中の硝酸菌の作用で亜硝酸態窒素を経て硝酸態窒素に変換されます。つまり化学肥料を使い続けて土中の微生物がどんどん減少し、硝酸菌がいなくなってしまった環境では植物は生育できないのです。そこで硝酸態窒素そのものの形で含まれる化学肥料大量に使わねばならなくなった結果、地下水が硝酸態窒素に汚染されたり、葉物野菜の中に大量の硝酸態窒素が残留するといった環境問題が起こっているのです。

問題点の第一は硝酸性窒素が体内でタンパク質と結合して、「ニトロソアミン」という発ガン性物質を生成してしまうことです。

第二は、胃の中で硝酸塩が亜硝酸塩に変化し、これが血液中のヘモグロビンと結びついて「メトヘモグロビン」になる、主に乳児に発生するメトヘモグロビン血症の発症です。メトヘモグロビンは酸素を運べないので、酸欠に陥ったり、ひどいときには死亡する例もあるのです。

この硝酸性窒素の被害は一九八〇年代、アメリカで赤ちゃんが酸欠によって青くなり、突然死してしまう「ブルーベビー症候群」というショッキングな事件が起きたことから広く知られるようになりました。原因は離乳食として色の濃い葉物野菜をすりつぶして与えたことや、硝酸性窒素の濃い井戸水で粉ミルクを作って与えたことがあげられています。

日本においては死亡例は報告されていませんが、ＷＨＯの調査では、全世界で一九四五年から一九八五年の間に二〇〇〇人の症例と一六〇人の死亡例が報告されています。地下水の硝酸性窒素汚染は、今、世界的に問題視されています。

兵庫県立農林水産技術総合センターでは、二〇〇二～二〇〇四年にかけて、硝酸態窒素の、「特に軟弱野菜における硝酸イオン濃度を低くする技術の研究」に着手しました。葉面散布剤や肥料の種類、量等の肥培管理技術が軟弱野菜の硝酸イオン濃度に及ぼす影響を検討した結果、「葉面散布、土壌施用資材を利用した軟弱野菜の低硝酸化」については、葉面散布資材として「ステビア濃縮剤、植物ホルモン剤など」、土壌施用資材として「ステビア乾燥材、微生物資材など」に効果を認めました。つまり大変に危険な硝酸態窒素を何とステビア農業資材が分解してしまうというのです。

また二〇〇六年九月二八日、第二二二回日本作物学会において、国立福岡農業高等専門学校の岡本啓湖先生グループは、ステビア堆肥施用により、収穫されたサツマイモ（鳴門金時）中の硝酸態窒素が低減し、収量が増加したことを報告しました。

岡本先生は「兵庫県立農林水産技術総合センターでの試験により、過剰無機硝酸態窒素施肥条件下での小松菜・ほうれん草等の含有硝酸態窒素減少効果が確認されている」ことを受け、今回の実験に入り、「ステビア堆肥には、収穫さつま芋中の硝酸態窒素濃度を減少させる効果が確認された」と報告しました。

さらに、実験はステビア牛糞堆肥と牛糞堆肥との比較で行われ、「この硝酸態窒素濃度減少効果はステビア堆肥の特異性であり、牛糞堆肥と共通原料となる牛糞によるものでは無いことが示唆された」と明確に発表しています。

ステビア農業資材が硝酸態窒素を分解してしまうことが確認されたわけです。しかもステビアを混ぜてつくった堆肥を使用するだけでも効果があるわけですから、もちろん資材と併用すれば、相乗効果が当然期待できるわけです。

ステビア農業資材が硝酸態窒素のような危険な残留農薬を分解し、安心・安全な農作物を作りながら、しかも収穫量も増え、味も美味しくなる。ステビア農法をまず試験してみることは重要ではないでしょうか？

ステビアが東日本大震災の塩害水田を除塩し、収穫量までアップ

二〇一一年三月一一日に発生した東日本大震災では、東北地方の各地の水田に津波が押し寄せ、津波が引けた後も高濃度の塩分が残ってしまった塩害水田が非常に広範囲に出現してしまいました。

通常ならば、土を入れ替えるなどの作業が必要となるのですが、宮城県石巻市のある塩害水田に、土の入れ替えも行わずに、ステビア農業資材（ステビア熱水抽出発酵液・ステビア堆肥《たいひ》等）を施用したところ、周辺の水田では田植えすら出来ない状況であったのに、逆にその実験水田だけは例年をも上回る収穫を得たのです。

これは「ステビア有機農業資材の塩害水田に対する土壌修復検証実験」（国立研究開発法人科学技術振興機構研究成果最適展開支援プログラム）における別府大学の岡本啓湖教授らの研究の結果わかりました。

一般の水田の塩分濃度は〇・一～〇・三％です。今回試験的に使われた水田の塩分濃度は一・三～一・六％で、これは通常であれば田植えをしてもすぐ枯れてしまうレベルでした。

しかしステビア堆肥を施肥し、液体タイプのステビア農業資材を、七〇〇～一〇〇〇倍に薄めた溶液を水田に散布しただけで、例年同様、普通に田植えを行い、収穫が可能であったのです。

ステビア草・エキスはカリウムが非常に多く含まれており、それがナトリウム、塩分を採り込んでしまったのではと推測されました。このような結果は他の農業資材では類を見ません。

また今回の試験地域の水田（宮城県石巻市）では通常一反当り八俵程度の収量ですが、何とステビア農業資材を使用した水田では九俵も収穫することができました。塩害を乗り越え、しかも終了が増大する。これはステビアの生体活性化作用によるもので、他の農作物でも収量が増大する事が確認されているとのことです。

ステビア堆肥で農地の放射性物質の除染を！

国立研究開発法人科学技術振興機構の復興促進センターは、「ステビア農業資材による除染効果の実証とそのメカニズム探索」をそうま農業協同組合（福島県南相馬市）と、別府大学食物栄養科学部、九州大学農学研究院との共同研究を推進しています。

そうま農業協同組合の管内は福島第一原子力発電所から一〇～五〇キロメートル圏内に位置し、広いエリアで農地の放射性セシウム汚染に見舞われた地区です。線量の高い地区は、農地の表土の剥ぎ取り、その他は反転耕・深耕であり、土壌中のセシウムを拡散させ線量を下げたに過ぎません。作物によっても、セシウムの吸収特性に差異があり、作物全てがセシウムを吸収するわけではありません。

田畑には大量のカリウム肥料とゼオライト粉末を施肥・散布することが推奨されていますが、やがてはカリウム過多となりゼオライトを多量に含む土壌に変質し、将来作物の生育、産物の味に変化を来たす懸念があります。

そこで、ステビア農業資材にカリウムイオンが多く含まれていることに着目し、これを適用することで、ゼオライトと同様の効果が得られるのでは…と研究を開始しました。本研究の前に実施した探索研究で、その傾向が見られたので、実証試験を実施することにしました。

本研究では、福島県の主要産物であるブロッコリーを対象に、ステビア資材を堆肥として施肥し、土壌中のセシウム濃度の経時変化、作物中のセシウム濃度推移の両面から検証します。堆肥の施肥であるため、原則的に土壌の劣化を引き起こすことはありません。

ステビア堆肥の除染効果が確認できれば、同じ悩みを有する他地区の農業協同組合へも波及する可能性があり、福島県の農業復興に貢献することが期待できます。

あとがき

「生・老・病・死」――人間、誰しも避けて通れない道程です。でも「老・病」はできれば先のばしにしたい、みなさん思いは同じでしょう。そのために医療の世界は日々研究を進めています。

ただ、最近の医療界はその方向が二極化しているのは確かなようです。

その第一極は、たとえば年間の治療費が三五〇〇万円もする超高価なクスリの開発、人間の体が入れ替わるとも思える大胆な移植手術の試み、あるいは画期的な治療法ができるまで人体を冷凍保存してよみがえりをはかる……などなど。

そして第二極は、天然の植物や動物、菌類から安価で体に優しい〝元気で長生き〟のもとを発見しようとする地道な努力です。

たとえば植物では、遺伝子を乗せている染色体の端についている、通称〝生命の回数券〟ことテロメアの寿命をのばすハーブの仲間キバナオウギの研究。

動物ではオーストラリアにのみ生息するタスマニア・デビルが持つ抗生物質の抽出。いま抗生物質は多剤耐性菌の出現でその効力がトンと薄れていますが、もし抽出に成功できればそれこそ青カビから発見されたペニシリン以来の大発見になるでしょう。

そして菌類では、二〇一六年ノーベル・医学生理学賞に輝いた大隅良典博士の酵母実験。大隅博士はここから「オートファジー」という人体の不思議な生存機能を突き止めました。

この機能が持つ役割は多彩で、「細胞内に侵入した病原菌を包み込んで分解・消去する」、「エネルギー生産で疲れたミトコンドリアを新しいアミノ酸の生成で生き生きさせる」、「がんやアルツハイマーにも治療効果の可能性大」、「アンチエイジングの分野では肌の若返りが期待できる」――などがわかっています。

その結果、応用研究が世界で加速。さらに特筆大書すべき成果は、これまであいまいな存在だった「長寿遺伝子」の正体が判明したことでしょう。

また第二極ではほかにも、クラゲで二〇〇八年のノーベル化学賞を得た下村脩博士の研究、ダチョウの卵から花粉症用の特殊マスクを開発した京都府立大の研究、赤トンボやタコの変色（還元）作用に着目して悪玉活性酸素による体組織の過酸化を防ごうという試み……などなど、さまざまな挑戦が進んでいます。

そして本書でおすすめしているのが「ステビア草・エキス」。天然植物由来の生薬にも似た健康食品です。

南米はパラグアイの、赤道に近い湿地帯にひっそりと自制していたキク科の小灌木。はじめはその葉にたまった〝砂糖の二五〇～三〇〇倍の甘さで、しかもカロリーゼロ〟の甘味成分から甘味料として重宝されていましたが、〝ある日フトしたこと〟から人体への薬効が見つかり、研究が続けられてきました。

その抜群の抗酸化活性、含有成分の有効性、複合効果などは、本書記述のとおりすでに各大学や研究機関の実証実験で裏付けられています。

それに「ステビア草・エキス」の最大の強みは食べ物のバランスをとる力でしょう。健康食品でもっとも大事な要素です。アトピーを含め、アレルギーに強い体をつくるためには、根本的な体質改善が必要ですがその体質改善法としてもっとも基本的かつ効果的なのが、〝生命力のある食物〟を摂ることです。その点、ステビアは、農薬や化学肥料の過剰使用によって荒れてしまった土壌に有用微生物を繁殖させ、新しい生命力を吹き込みます。

農業資材としてのすぐれた活用力についても注目され、農薬の使用を最小限に抑え補う力のあるステビアは、すでに日本各地の農家で実用化され、コメづくり、野菜づくり、果物づくりの現場で実績を上げています。こうした関連からステビアの持つもう一つのパワーについてもご紹介しました。

体にいい食べ物といっても、それぞれに個性があります。オーケストラで言えばさまざまな楽器の演奏者。それを「ステビア草・エキス」という指揮者が一つにまとめて曲のアンサンブルをかもし出すわけです。

さらに言えば、「ステビア草・エキス」はその適応範囲がとても広いのです。肝炎、糖尿病、動脈硬化などの血流障害、自律神経疾患、腸内フローラのバランス、アトピー、そしてダイエットなどのアンチ・エイジング……。まるでウソのような話とお思いでしょうが、それは利用者の体験談が如実に物語ってくれています。

ではなぜそんなことが可能なのでしょう？　その秘密は遺伝子変異にあります。はっきり言いましょう。これまでの私たちのデータ収集の中で、「すべての老化・病気には遺伝子の変異がかかわっている」

――そう言っても過言ではないことがわかってきました。つまり遺伝子変異は生命進化に伴う〝必然〟だったのです。

たとえばの話、前述のように私たちの生命活動を維持してくれる体内エネルギー。その生産工場は細胞核内のミトコンドリアですが、そこで糖分と酸素を材料にエネルギーが作られたあと、そこに老廃物が蓄積します。自動車の排気ガスと同じです。

ゆえにミトコンドリアは疲れ、弱ります。そこを悪玉活性酸素に攻撃されるとひとたまりもありません。細胞は遺伝子変異を起こし、老化や病気に直結します。しかも体内ではあらゆる臓器・器官で同じようなことが起きます。そう〝万病一元〟です。

これを知ったあなたは「えっ！　すべては遺伝子の思し召しかいな。それじゃ病気の心配なんてしてもしょうがないじゃないの」とお考えでしょうか。とんでもありません。私たちはその遺伝子変異をできるだけ抑える必要があります。

そのためには、遺伝子変異を招く最大の要因である悪玉活性酸素の跳りょうを絶たなければなりません。すなわち抗酸化力の強い食品で補わなければならないのです、その点、「ステビア草・エキス」の強力な抗酸化力がモノを言う——そういうわけです。

それにしてもいま、これまで定説とされてきたいわゆる「医学常識」が次々と覆されています。たとえば身近なところでは日常の食生活。

これまで動脈硬化のリスクが高めるとして目の仇にされてきたコレステロールの害は、動脈硬化とは直接何の関係もない〝真っ赤なウソ〟であることが明らかになっています。私たちのこれまでのガマンはいったい何だったのでしょうか。

痛風の元凶とされてきたビールやイクラも、長いことあらぬ〝風評被害〟にさらされてきました。

痛風の原因は尿酸値の高騰です。むろんビールやイクラは尿酸値を高めますが、本当の原因は食べ物由来というより、たまった尿酸を排泄する能力が遺伝子変異によって低くなってしまうことにありました。ビールにはむしろ、その苦み成分にアルツハイマーの予防効果があることが判明しています。

〝胃を荒らす〟として敬遠されがちだったコーヒーもいまでは評価が逆転しています、いわく「含有成分のアロマとニコチン酸が血液をサラサラにしてくれる」、「カフェインが血管の修復を促している」、「難消化性デキストリンという食物繊維を加えると糖の吸収がおだやかになり、血糖値が上がらない」などなどいいことづくめ。

思えば私たちはこれまで、何の根拠もない「医学常識」に振り回されてきました。さあ、こんないまだからこそ既存の〝常識〟を超越して〝万病一元〟の遺伝子変異に挑戦する「ステビア草・エキス」の出番です。ぜひ、その秘めた力を知って役立てていただければ幸いです。

最後に、ステビア草・エキス開発者の佐藤直彦さんに、この世の中にステビア草・エキスを生み出してくれてありがとうと感謝の気持ちと、ご著書『ステビア草の神秘』を快くベースにさせていただくお許しを賜りましたこと心より感謝申し上げます。
なお、このたびの刊行にあたって、白澤抗加齢医学研究所所長・お茶の水健康長寿クリニック院長（現在）の、順天堂大学大学院医学研究科 加齢制御医学講座 前教授・医学博士 白澤卓二先生にご監修をいただきましたこと、ここに記して感謝の言葉とさせていただきます。

平成二九年一月吉日

廣海輝明

〈参考文献〉

●研究論文類

「第一一回抗菌研究国際会議――試験管における Stevia 抽出液の抗HIV活性について」(九八・四・一〇＝福島県立医科大細菌学講座ほか)

「平成九年度日本水産学会秋季大会――ステビア抽出物のニジマスにおけるヒスタミンの解毒作用についてて等」(九七・一〇・二九＝東北大農学部水産化学研究室)

「平成九年度日本水産学会秋季大会――ステビア抽出物の抗酸化性に関する研究――Ⅲ、抗酸化有効成分の解明(二)」(九七・一〇・二九＝同右)

「平成九年度日本水産学会春季大会――ステビア抽出物の抗酸化性に関する研究＝Ⅰ、抽出物の分画とその抗酸化性について」(九七・四・四＝同右)

「平成八年度日本水産学会春季大会――ニジマスにおけるステビア抽出物の抗酸化油ストレス有効画分について」(九六・四・二＝同右)

「平成六年度日本水産学会秋季大会――ニジマス飼料へのステビア抽出物の添加効果について」(九四・一〇・二＝同右)

「平成六年度日本水産学会秋季大会――ニオイセンサーによる魚油酸化度判定法の開発と天然物質の魚油に対する抗酸化効果測定への適用」(九四・一〇・二＝同右)

「ステビア抽出末の抗酸化機構と無機塩類の抗酸化性」（日本食品科学工学会誌一九八・第四五巻第5号別冊＝同右）
「第七七回日本細菌学会関東支部総会――腸管出血性大腸菌O－157：H7および他の食中毒起因菌に対するステビア抽出液の殺菌効果」（九七・六・二七＝東北大農学部応用生物化学科）
「第八八回日本畜産学会大会――ステビア（甘葉植物）のルーメン内細菌に及ぼす影響について」（九四・三・三〇＝東北大農学部動物微生物学科）
「特に軟弱野菜における硝酸イオン濃度を低くする技術の研究」（二〇〇二～二〇〇四＝兵庫県立農林水産技術総合センター）
「平成一五年度日本農芸化学会大会――ステビア粉末由来の高温菌に関する研究」（二〇〇三・四＝福岡県立福岡農業高校専攻科）
「第四九回日本糖尿病学会　年次学術集会――薬用植物ステビアの抗糖尿病作用（インスリン抵抗性改善作用）」（二〇〇六年五月＝千葉大学大学院　薬学研究院（薬物治療学研究室）
「第二二二回日本作物学会――ステビア堆肥施用により収穫されたサツマイモ（鳴門金時）中の硝酸態窒素低減及び収量増加の確認」（二〇〇六・九・二八＝国立福岡農業高等専門学校・岡本啓湖グループ）
「米国肝臓学会（DDW米国消化器病週間）――ステビアの抗HCV作用（C型肝炎ウイルス増殖抑制）」（二〇〇八年五月＝群馬大学大学院　医学系研究科（病態制御内科　肝臓代謝内科）

「第四四回　日本肝臓学会総会――ステビアの抗HCV作用（C型肝炎ウイルス増殖抑制）二〇〇八年六月＝群馬大学大学院　医学系研究科（病態制御内科　肝臓代謝内科）
「Stevia rebaudiana Bertoni 農業資材による除染効果の実証とそのメカニズム探索――二〇一五年～＝（福島県南相馬市そうま農業協同組合、別府大学食物栄養科学部、九州大学農学研究院）

●単行本類

『脳卒中・マヒからの生還』（廣海輝明＝ダイセイコー出版）
『体内革命』（同右＝古川書房）
『一週間でバイクに乗れた脳梗塞患者』（同右＝現代書林）
『健康のメカニズム』（織田啓成＝東京経済）
『すべての存在へ』（渋谷直樹＝総合法令）
『4Q学入門』（神津健一＝冬青社）
『決定版！　九〇歳まで現役』（同右＝ぶんぶん書房）
『πウォーターと生きる』（黒田將嗣＝ケンズ・ナショナル出版）
『飲んで治す「高血圧」の特効食』（板倉弘重＝青春出版社）
『成人病（生活習慣病）に効く特効食』（宮尾興平＝同右）

『決定版！　肝臓病なんてコワくない』（林紀誉子＝ダイセイコー出版）
『家庭医学事典』（三省堂）
『農業総覧』（九五年版）
『植物エキスで防ぐ病気と害虫　つくり方と使い方』（農文協編）

●雑誌類

「現代農業」（九三・六、九五・六）／「月刊中小企業」（九六・二）／「ほんとうの時代」（九八・九）／「食品と開発」（九六・一〇）／「FEEDING」（九五・二）／「ASHITA」（九六・一〇）／「壮快」（九三・一一ほか）／「化学療法の領域」（九一・一〇別冊）／「健康のつどい（九二・一一、九三・五）／「国際ジャーナル」（九四・五）／「モアナチュラル」（九七・四）／月刊「養殖」（九七・二～四別冊＝魚類と活性酸素の係わり――活性酸素に関する研究の現状と課題――東北大農学部水産化学研究室）／農協共済獣医師グループ機関誌「歩」（九七・三、九二・三）／「日本綜合医学会誌」（砂糖の害＝Ⅱ加藤初美）／「植物農薬」／「スーパービジネスマン」（九八・一〇、一一、一二、九九・一）

おことわり――本書では、ステビアについて「ステビア抽出液（抽出末）」「ステビア草・エキス」などの表記が出てきますがその違いはおおよそ次のようなものとご理解ください。「ステビア抽出液（抽出末）」は大学など研究機関の実験・分析・論文などにおいて用いられる用語です。また、一般的には「ステビア草・エキス」と表記し、呼称としています。

＊なお、本書は、『ステビア草〈免疫草〉の神秘』佐藤直彦著（青春出版社・一九九九年刊）を佐藤直彦氏のご了解を得て、ベースとし、著者が大幅に加筆修正したものです。

＊監修者紹介

白澤卓二（しらさわ　たくじ）

医学博士。白澤抗加齢医学研究所所長、お茶の水健康長寿クリニック 院長。1958年神奈川県生まれ。1982年千葉大学医学部卒業後、東京都老人総合研究所病理部門研究員、老化ゲノムバイオマーカー研究チームリーダーを経て2007年より2015年まで順天堂大学大学院医学研究科 加齢制御医学講座 教授。専門は寿命制御遺伝子やアルツハイマー病などの研究を専門とする健康長寿研究のオーソリティ。テレビの健康番組や雑誌、書籍などのメディアでわかりやすい医学解説でおなじみ。著書に、『100歳までボケない101の方法』『免疫力をアップする、塩麹のおかず』『100歳までボケない手指体操』『100歳までサビない生き方』『「砂糖」をやめれば10歳若返る！』『ココナッツオイルでボケずに健康！』ほか200冊を超える。

＊著者紹介

廣海輝明（ひろうみ　てるあき）

メディカルジャーナリスト。1937年北海道札幌市生まれ。学習院大学フランス文学科卒業。新聞記者（警視庁担当など）を経て、フリーライターとなる。健康、経済、紀行、歴史物と幅広く執筆。特に現代医療の最前線でステビアの免疫力に注目し、膨大な資料と丹念な取材で追究し本書を結実した。元日本作家クラブ副理事長。健康関連の著書に『秘薬ウコンで肝臓革命』、『1週間でバイクに乗れた車椅子の脳梗塞患者』、『脳卒中・マヒからの生還』、『C型肝炎あきらめたら一生の損』『C型肝炎この10年でわかったこと』他多数。

●廣海輝明ヘルスケア研究室

多方面のドクター、メディカルジャーナリスト、サプリメント研究家、栄養管理士などのスペシャリストにネットワークを持ち、最先端の医学・健康情報を幅広く収集するために組織されたプロジェクトチーム。健康に役立つ情報を提供するために精力的活動を続けている。

事務局◇問い合わせ：電話 03-6826-7000

無病長寿《むびょうちょうじゅ》の秘《ひ》めた力《ちから》

2017年3月21日　第1刷発行
2020年3月27日　第2刷発行

監修者　白澤《しらさわ》　卓二《たくじ》
著　者　廣海《ひろうみ》　輝明《てるあき》

発行者　尾嶋　四朗

発行所　株式会社　青萠堂

〒162-0808　新宿区天神町13番地
Tel　03-3260-3016
Fax　03-3260-3295
印刷／製本　中央精版印刷株式会社

ISBN978-4-908273-10-0 C0047